浩克爸爸Hulk（陳弘璟）／著

明星教練的超有感
徒手健身計畫

160個訓練動作　從褲子變鬆、線條緊實開始

30組高效燃脂HIIT　感覺驚人的體態變化

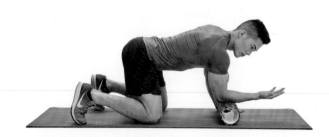

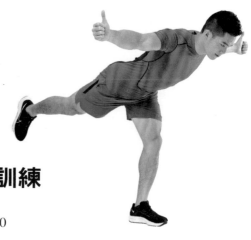

//// PART *THREE*
三階段HIIT高強度間歇訓練

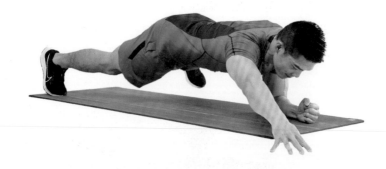

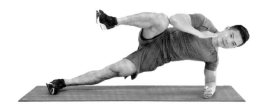

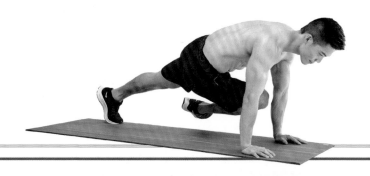

//// PART *FOUR*
增肌減脂的外食建議和懶人料理

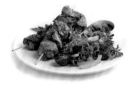

//// PART *FIVE*
親子和銀髮族健身

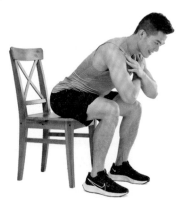

//// 【特別專欄】
常見的健身運動傷害

〔序〕

動起來吧！
在家就能做的
徒手健身

　　每天下班回到家，就是一連串的奶爸生活，包括幫孩子洗澡、親子運動以及跟小朋友玩等……。哄完兒子們睡覺後，才是我的個人時間。

　　在成為爸爸之前，就常聽到朋友說：「有了小孩後，個人時間就變得很少且很零碎。」，我很難體會，也認為即使有了孩子，還是能擁有一段完整的運動時間吧！

　　直到我成為爸爸才發現，過來人說的都是真的！當父母常常得圍繞著孩子團團轉，也得暫時放下自己熱愛的事物，當時常有朋友問我：「浩克，你是不是變瘦了呀？」沒錯，我是變瘦了，因為健身時間變少，導致肌肉量流失。當下我就決定，要積極找到解決方法！於是，在孩子作息調整得越來越好之餘，我開始進行親子運動，也逐漸增加短時間高效率的HIIT高強度間歇訓練。

HIIT指的是在短時間內利用高強度運動搭配極短的休息時間，提高消耗熱量的能力，我非常喜歡這樣的訓練模式，尤其現代人工作忙碌、時間緊縮，能撥出運動的時間不多，而高效率的HIIT正符合我的需求。

　　本書均以「徒手訓練」為主，搭配啞鈴和彈力帶，隨時隨地都能健身，包括暖身、訓練與伸展：從利用滾筒幫助身體各部位暖身、活動度訓練，接著進入核心、上肢、下肢以及心肺等各處肌群訓練，再到最後的肌肉充分伸展；各位讀者可以先以全身訓練為主，再逐步加強希望強化的部位。

　　除了完整的全身部位別訓練架構外，我也為所有「感覺沒有時間運動……」的讀者們設計了三種難度的HIIT訓練，無論你是零運動習慣的健身新手，或是正在進行健身訓練，都能在這本書內找到需要的健身動作與訓練技巧。

　　除了給一般大眾的健身訓練之外，我也分別設計了簡單的「親子互動」和「銀髮熟齡」肌力訓練動作；「健身」並不是年輕人的專利，而是不分年齡性別的「健康養生」，與其說是為了要瘦身，我更希望大家都能「練健康」！維持肌肉量和一定的肌力，不僅能有好的體態，其實更重要的是維持身體的活動力和反應力，你會發現，開始健身之後，不僅精神變好、腳步變輕盈，長期惱人的肩頸、腰部等等疼痛也都自動改善了。

　　本書更有飲食與運動傷害處理，這是身為健身教練的我最想傳遞的

訊息，**也就是學習正確運動觀念與姿勢，讓自己在安全、避免受傷的狀況下健身，這是健身教練很重要的職責。**

「健身就能改變人生」，我因為健身找到人生新方向，想告訴讀者們，讓自己動起來、養成運動習慣，不僅可以讓身體變得更健康，更能抒發生活壓力，即使當時間越來越不夠時，翻開這本書，也可以找到短時間高效的訓練方式。

最後謝謝我的太太小A，在我工作家庭兩頭燒之餘，給我很多鼓勵，讓我可以專心寫書，感受到忙碌的幸福，希望正在看書的你也能感到幸福喔！

Hulk

健身教練 浩克爸爸

PART ONE

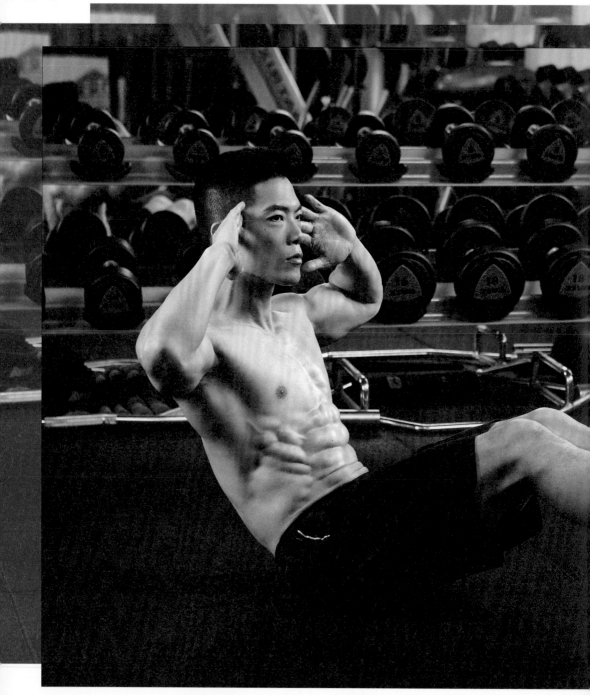

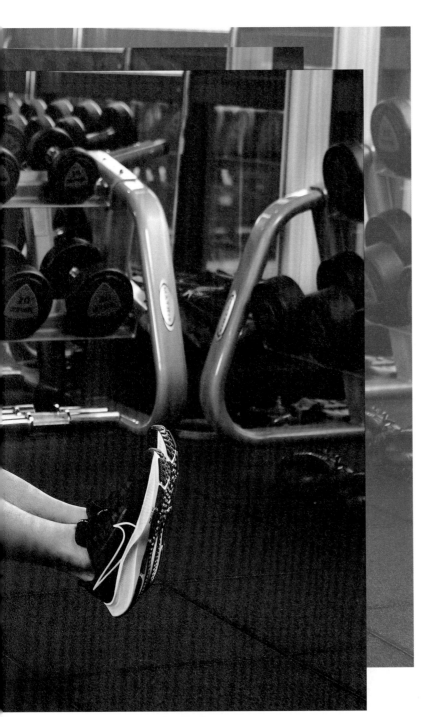

健身改變我們的人生

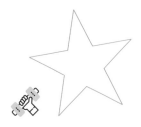

健身教我的事，
改變體態與人生

　　高二那年，我因為過度訓練導致右腳受傷，曾以為無法再繼續運動員生涯，沒想到因為健美教練的啟發，讓我重拾信心，不僅出國比賽實現夢想，更感受到健身是一件快樂的事！健身不僅能改變體態，更讓生理、心理變得強壯，讓我感受到從未有過的自信；希望可以分享自己因健身而改變的一切，讓更多人知道健身的好！

健身教練之路，
從一個運動傷害開始

　　十七歲那年，我因為右腳踝受傷，中斷了長達八年的田徑生涯，記得當時聽到醫師宣告不能再從事相關運動後，我在醫院門口眼淚潰堤，很長一段時間找不到方向，不曉得可以做什麼……。

　　低潮之際，我遇到指導健美項目的張來秀教練，她告訴我：「即使

腳受傷無法繼續田徑這條路，但仍可以從事其他上半身的運動，不妨嘗試健美運動看看？」我心想：「那麼就試試吧！」

於是我開始跟著教練學習健美，從零開始打造體態，包括學習如何舉啞鈴、操作健身器材。除了常態訓練，教練更幫我報名「全國中等學校健美錦標賽」，那是我人生第一場健美比賽，當天結果出爐，可以說很幸運，也可以說努力有了好結果，我獲得高中組冠軍，從此找到人生重心與目標，那就是要持續健美健身這條路！

大學時，張來秀教練問我：「還想不想比賽？」我不假思索的回答：「想！」於是為了籌措比賽費用和伙食費，我開始了半工半讀的生活，上午加油站打工，下午訓練，晚上上課。然後，教練又介紹了健美重量級冠軍許家豪前輩為我備賽。

前輩的訓練相當嚴苛，不論飲食、作息、訓練都必須按照他的魔鬼訓練，一天必須訓練兩次，每次兩小時。接下來的一年，我專心投入訓練，並在二十一歲時獲得「全國大專院校健美健身錦標賽男子健美組」的八十公斤冠軍與大專先生，同年選上國手，隔年獲選傑出大專健美選手。

出國比賽
打開了眼界

因為健身，我能夠在節目上分享自己的運動經驗，也獲得一些戲劇邀約，在這過程中更加強我對健身的信念，也認識到一群愛好健身的藝

界朋友。其中我認識了藝人劉畊宏，他鼓勵我考取健身教練執照，更引薦我成為周杰倫的私人教練。在訓練過程中，偶然和周杰倫聊到自己的夢想：「希望可以到美國參加健美比賽。」

沒想到這句話，周杰倫記在心裡，在二〇一三年時資助我去美國參加阿諾史瓦辛格舉辦的「阿諾盃健美賽」。

於是，我前往美國接受科學化的魔鬼訓練。當時的指導教練是張楷教練，他鑽研各種不同的肌力訓練，並幫我設計備賽內容，導入更多科學化訓練，強調不只是做大重量，而是更注重細節，先把輕重量的動作做正確，才能更有效率的讓肌肉成長。

在張楷教練的指導與規律的訓練下，我獲得二〇一三年「美國阿諾盃健美賽男子體格項目」第五名，是第一位參加阿諾盃獲得前五強的華人，我感到相當榮幸，而且能和各國選手交流切磋，真的讓我非常興奮，也實現了去美國參加比賽的夢想。

回台後，我開始思索如何將健身理念傳達給更多人。其實，當時的我因為年輕時候的競技訓練，導致身體到處是舊傷，正在進行復健式運動訓練。這種訓練的特色，是可以在恢復身體機能的同時，也能維持體態，而當時的健身同好何守正，適逢他的籃球生涯告一段落，同樣熱愛健身的我們走到一起，在二〇一六年開了「正能量Fitness健身工作室」，一起分享自己的故事、傳達正確的健身理念給更多的人。

找出動力，
才會有持續力

　　健身永遠不嫌晚，無論幾歲都可以開始，但這條路並不好走，剛開始的訓練即使是量身打造，也可能讓你大喊吃不消。不過一旦熬過初期階段，身體會給予正向回饋，會慢慢的發現自己精神與活動力變好、體態變得輕盈緊實，甚至出現人魚線和馬甲線！

　　想要持續健身下去，最重要的就是先了解自己的健身動力，並且在每一個你覺得好累、想放棄的時候，提醒自己莫忘初衷，持續健身下去。

尋找健身動力，
先問自己三個問題！

　　「健身」顧名思義就是要擁有健康的身體，在開始健身之前，可以先問自己三個問題：

（1）為什麼要健身？

（2）最在意的身體部位是哪裡？

（3）希望達成什麼樣的目標？

不論是希望減重、擁有更好的體態、想要增肌減脂，又或是想維持運動習慣、抒發壓力等等，都是重要的動力來源。釐清原因後，再問自己最想調整身體體態的三個地方，並且做排序，例如：肚子→腿部→手臂，寫下部位可以讓自己在執行與訂定目標時更有方向。

另外，健身最重要的就是要持之以恆，健身無法一步登天，需要長時間的累積才能打造出良好的身體型態，健身時可以定期做紀錄激勵自己進步，也可找志同道合的好友一起健身，不僅可以互相鼓勵和監督，也能維持運動的正能量。

記錄身體尺寸變化，
調整健身的內容

健身之前必須了解自己的身體狀況，才能知道可以做哪些訓練、不能做哪些訓練。一般測量方式是利用Inbody（身體組成分析儀）獲得身體組成數據，測量內容主要有五部分：① 身體組成分析，② 肌肉脂肪分析，③ 肥胖分析，④ 個別肌肉與脂肪分析，⑤ Inbody評分，體重控制，研究參數，可以做為健身之前了解身體概況的參考。

若是沒有機器測量，可以找一個定點，定期拍照記錄。拍照範圍是從頭到腳，以正面和背面為主，每隔一週拍一張，觀察身體各階段的變化；另外，也可以用軟尺測量腰圍、胸圍及腿圍尺寸等，了解自己的身體維度，在書中「設定、檢驗、修正目標」的段落中，有詳細的表格內容，方便你開始做紀錄，執行健身計畫。

　　除了了解身體外型之外，生活作息、飲食狀況、過去病史等等自我健康狀況評估也相當重要，這關係到身體可承受的運動強度。評估的方式可以依照下列表格的項目，才能為自己訂定短、中、長期健身目標，並且持續有效的健身。

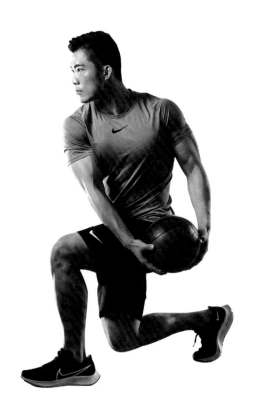

自我健康狀況評估

填寫日期： ／ ／

姓名：	年齡：	性別：	出生： ／ ／

健 康 狀 況	
身體意識狀態	□ 非常良好 □ 良好 □ 普通 □ 不佳
飲食狀態	□ 自煮為主 □ 外食為主 □ 自煮、外食混搭
睡眠品質	□ 非常良好 □ 良好 □ 普通 □ 不佳
疾病史	□ 無 □ 有：
身 體 活 動 提 問	
醫師是否曾叮嚀過不可從事的運動與建議的運動？	□ 否 □ 是：
目前是否正在服用慢性病藥物？	□ 否 □ 是： （藥物名）
當運動時是否會感到胸悶不適？	□ 否 □ 是：
是否曾因為運動而暈眩或失去意識？	□ 否 □ 是：
是否了解自己適合或不適合運動？	□否 □是 請簡述原因：

※ 有任何狀況請隨時和醫生討論

跟著我練肌力與體態：
學員健身成果分享

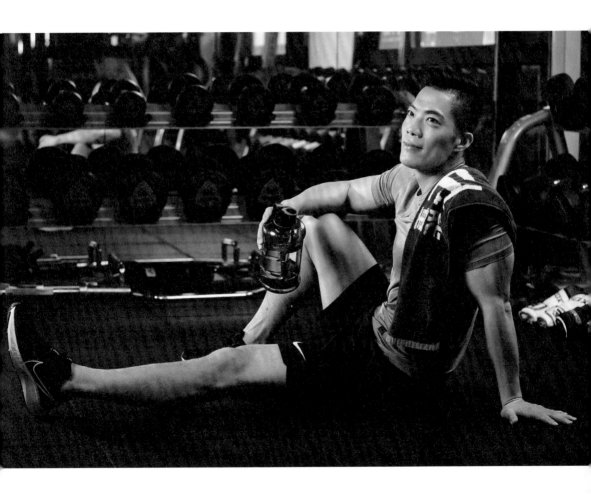

從事健身教練十多年來，在這當中教導過許多的學員，每位學員的需求不盡相同，有的人希望能增加肌肉量、增強肌力為主，有些希望可以減重，還有的學員則希望可以改善關節疼痛問題。

我會針對學員的狀況量身打造客製化訓練，每一次健身前都會了解學員當天身體狀況，給予適當課表，例如：學員前一天應酬喝酒，當天的訓練就必須降低強度，給予當下可以負荷的菜單，並且依照個人隨時調整狀況，而不是按表操課。飲食方面，則會要求學員在運動前一小時不要吃固體狀食物，避免腸胃仍在消化狀態而容易感到不舒服，通常剛下班、來不及補充能量的學員們，建議在運動前可以補充液體類的飲品，像是運動飲料、能量飲料等等，因為吸收速度快，比較不會造成運動時腸胃不適。

此外，開始健身前也會帶著學員做足暖身；**充足的暖身可以幫助身體預熱，增加血液循環，提供肌肉更多含氧量，並能預防運動傷害**，開始健身後也會注意動作姿勢的標準性，才能正確運用到肌肉達到健身效果。

好身材和體力絕對不是與生俱來的，背後通常需要時間累積與努力，很榮幸可以邀請到幾位學員分享他們的經驗，希望你也能受到激勵，進而開始有健身的動力喔！

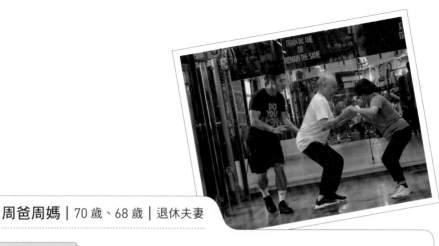

周爸周媽 | 70 歲、68 歲 | 退休夫妻

健身最大的改變

體力變好，
爬樓梯也不容易累

　　當初會健身是因為女兒推薦，因為我們夫妻倆都上了年紀，希望可以靠健身維持健康和增強體力。

　　而在退休前先生是柔道教練，我則是從事辦公室的文職工作，平時並沒有太多的運動習慣，目前接觸健身約八個月，每一次上健身課時，浩克教練都會安排不同的健身課程，例如這一堂課是訓練上半身，那麼下一堂課就是訓練下半身，同時也會注意我們每個姿勢的細節有沒有做正確，他時常提醒：**正確的姿勢才能運用到正確的肌肉，並且可以避免運動傷害。**

　　我們夫妻倆自從開始健身後，不僅體力明顯變好，雙腿也更有力量，還記得以前爬樓梯時，只要爬幾階就得休息一會兒，但現在身體和步態變得有力且輕盈，可以輕鬆的爬完一、兩層樓都沒問題。

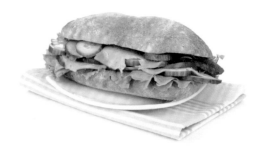

超哥 | 39 歲 | 策略分析師

健身最大的改變

體重-15公斤，
養成健康飲食習慣

　　我有個外號叫「健身殺手」，接觸健身六、七年，原本一週會上兩次健身房，但長期下來一直都沒效果，久而久之就沒有動力運動，跟浩克教練聊到這樣的狀況後，他看了我的身材以及了解我的作息日常後，便告訴我健身關鍵在於改變飲食習慣。

　　我的身高186公分，原本體重117公斤，三餐常不規律甚至高熱量，因此教練要我跟著他一起吃，於是我開始每天低卡飲食生活，**早餐和中餐都以無醬料輕食潛艇堡為主，晚餐則有太太準備蔬菜湯，每天更會補充2,000c.c.的水分幫助新陳代謝**；另外，教練曉得我之前是打拳擊出身，興趣是格鬥，有天他就提著拳擊手套幫我做訓練，這點讓我又驚又喜，心想原來健身課程可以這麼有趣，經過六週的飲食和健身搭配，我瘦了15公斤，因為健身有感，我現在也持續規律運動與健康飲食習慣。

Asa、Tina 夫妻 | 36 歲、35 歲 | 咖啡師、科技公司上班族

健身最大的改變

腰痛大幅改善，身材更有線條、體力提升

　　我們夫妻倆當初會健身，是因為太太希望可以讓身材更有線條，但練武術出身的我其實原本有些排斥，很擔心若是健身會讓肌肉變大、以至於出拳速度變慢。

　　但在前幾年開始有了轉變，當時我有腰痛問題，向醫師求診後，**醫師建議我要健身增加肌肉量才能改善腰痛**，碰巧兩年多前太太也想要找個人教練，讓自己體態變得更好，於是我們就一起報名浩克教練的課程。

　　經過個人化的訓練後，神奇的是我的腰痛逐漸改善，也大幅降低就醫次數，另外教練了解我的擔憂，所以也沒有刻意要我練成大肌肉，僅以增加肌力和心肺能力為主。

　　我相當佩服太太，她非常熱愛運動，原本就有慢跑習慣，但希望能透過健身再加強上半身線條、核心肌群以及心肺能力，所以浩克教練幫她設計混合式菜單，每週一～二堂交替訓練，長期訓練下來，原本就有運動習慣的太太不僅身材更好，體力也明顯提升了！

健身最大的改變

透過運動感受到正能量，在家也會自主訓練

　　我原本的職業是機師，現在已轉為飛航安全檢查員，不在天上飛之後，經過媽媽的推薦，加上自己也希望有運動習慣以及正確且有效率的健身，便找浩克教練開始健身。

　　每次健身前教練都會示範正確姿勢，也會變換課程內容，每週交替上下半身的訓練，同時依照我的體力狀況做調整，經過一年多的課程下來，我的肌肉量變得比較紮實，同時也會更注意自己的體態，也更了解如何做正確動作與避免受傷。

　　健身除了讓我的體態變得更好，教練的正能量也深深影響我，運動時散發出的快樂元素讓我感受到運動的迷人之處，除了每週的固定課程外，我在家也會自主訓練，希望能讓身體更健康。

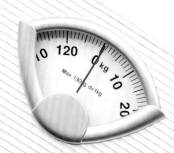

Ben｜54歲｜會計師

> 健身最大的改變

體重-20公斤，血糖、血壓恢復正常，不用再吃藥

　　我的身高169公分，原本體重95公斤，而且有高血糖、高血壓的問題，我甚至長時間服用血糖、血壓藥，因為身體狀況加上醫師叮囑，我開始有了尋找個人教練健身的想法。

　　認識浩克教練時，他在了解我的身體狀況和需求後，幫我打造專屬健身計畫，從初階訓練開始，包括肘撐平板、躺姿抬腿等等動作，接著再進階到螃蟹走路及其他複雜動作；飲食部分則要嚴格遵守高纖高蛋白飲食，每一餐都必須拍照給教練看，飲食內容以生菜沙拉、茶葉蛋、地瓜為主，若是前一天因為應酬攝取較多熱量，下一餐就要更小心。

　　除了一週一次的上課訓練，教練也會叮嚀我在家也要做自主訓練，內容就是複習當週課程，長期下來我已養成自主訓練習慣，就這樣經過5個月，我減了20公斤，腰圍從41.5公分變成34公分，血糖、血壓值、心跳也已恢復正常值，不必再服用血糖與血壓藥了。

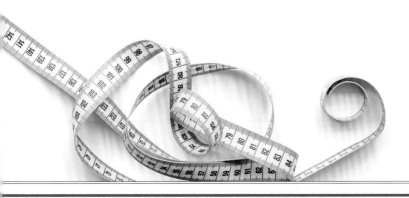

健身最大的改變

修正容易駝背的習慣，
肩頸痠痛大幅改善

我是一位髮型設計師，從事髮型業的緣故，因此我不論是站著或坐著都會有慣性駝背的問題，加上我的興趣是衝浪，經年累月下來，頸部和背部時常感到疼痛，復健科醫師和骨科醫師都告訴我，要記得加強頸部和背部運動才能改善，於是我便找浩克教練幫我做訓練。

教練在了解我的需求後，設計全身性健身課程，**並以增加肌肉量、加強肌力為主**，此外健身時教練也會一一注意我的動作姿勢並進行矯正，提醒我要避免駝背才能改善頸部與背部問題。

長期訓練下來，我的體力明顯變好，衝浪時也不會感覺疲累，工作時也會不斷提醒自己不要彎腰駝背，現在已經不用再頻繁就醫；另外，因為從事髮型業三餐較不穩定，但在浩克教練的提醒和影響下，我漸漸改掉吃油炸物的習慣，盡量以清淡便當為主，避免攝取過多高熱量食物。

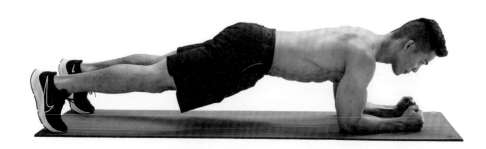

健身最大的改變

手部慢性肌腱炎明顯恢復，
身體更輕鬆、更健康

浩克教練是我認識最好的健身教練，當初是兒子介紹進而跟著浩克教練健身，直到現在已經兩年，還記得當時我右手慢性肌腱炎，求助於中醫和西醫多次，治了兩年都沒有明顯改善。

直到開始健身後，浩克教練針對我的身體狀況設計肌力訓練課程，現在右手已恢復90％，教練上課時相當仔細，他會看我的動作有無做標準，**也會鼓勵我要多做復健式的運動訓練，提升肌肉量與肌力保護骨骼才能改善肌腱炎問題。**

另外，我原本就有運動習慣，每星期會安排六天做運動，包括健身和有氧課程，原則上分量各半，星期天則會讓身體好好休息，飲食上也會攝取優質蛋白質，並且不吃宵夜，長期運動下來都有維持住一定的肌肉量與肌耐力，身體也感覺輕鬆健康。

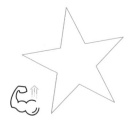

提升肌肉量，
是最重要的健康關鍵

很多人會認為，健身是想減重、想練出好身材的人才需要從事的運動；但大家卻忽略了提升肌肉質量的好處，包括增加身體基礎代謝率、降低體脂肪，更能穩定血糖、保護骨骼、避免關節傷害，另外對於增強自信心、提升工作效率等日常生活也相當有幫助。

你的「肌肉適能」
及格嗎？

透過訓練，除了提高身體的肌肉量之外，還會增加「肌肉適能」，包含兩大能力：肌力與肌耐力。

・肌力：肌肉的最大產力，例如：健力運動、日常生活搬重物等等。

當肌力不足，做事就會感到吃力，甚至感到疲勞，因此適當的肌力訓練很重要。

・**肌耐力：肌肉最高反覆次數和維持施力的時間。**

日常生活中時常會使用到肌耐力，例如：維持良好坐姿和站姿、走路、長跑等等。

肌肉適能的兩項要素，都是維持生活品質良好運作的重要元素，在運動中都要均衡安排。

不只改變體態，
更增加抗壓度和自信心

透過持續的運動健身增加肌肉後，不只是對外表體態的改變，另一個優點是和心理層面有關。從前的我對自己非常沒有自信，時常自我懷疑、容易受到負面想法的影響；這些狀況，在我開始持續健身之後，都獲得非常大的改善。

・**生理：增肌減脂、打造好體態，維持良好的身體機能**

提升肌肉的方式就是肌力和肌耐力訓練，也就是我們常說的重量訓練。透過訓練除了可以改善體態，更能提升身體基礎代謝率、幫助燃燒脂肪，以及減去身體多餘贅肉；另外在進行負重訓練時，除了會增加肌力和肌耐力，也會增加骨骼密度、保護關節，延緩骨質疏鬆、老化與生理機能衰退，讓身體保持年輕。

・**心理：因運動而產生的「快樂元素」，帶來全面正能量**

運動時大腦會分泌「快樂元素」，也就是多巴胺、血清素。多巴胺是一種神經傳導物質，可以讓心情感到愉悅，有助於提升專注力、增強

學習動力；血清素也是一種神經傳導物質，可以安定情緒，讓人感到舒適，有助於提升做事效率。因此適當的健身、提升肌肉量能增強心理健康，並增加自信心與抗壓性，更能勇於挑戰自己。

不是光運動就好！
增加肌肉的四大原則

〈原則1〉運動姿勢和頻率

現代人的運動意識抬頭，運動人口也逐漸增加，然而不少人即使每週固定運動，體重和身形卻沒有明顯改善，原因很可能是沒有確實刺激到肌肉，因此運動時首要注意的就是有無做對正確姿勢以及適當頻率和強度，才能讓肌肉達到力竭以提升肌肉量。

〈原則2〉均衡飲食

提升肌肉的重要元素包括蛋白質、醣類與脂肪，蛋白質是構成肌肉的重要營養素，良好食物來源為魚蛋肉豆奶類；醣類可以提供身體能量，良好食物來源為全穀雜糧類；脂肪可以保護內臟和身體溫度，良好食物來源為好的油品、魚油與無調味堅果。

〈原則3〉充足睡眠

充足的睡眠可以幫助肌肉成長，反之若睡眠不足，除了會影響健身效能，更會影響情緒，讓人變得焦躁、缺乏耐心，無法發揮正常的運動

表現。因此健身時須要有充足的睡眠，最少六小時、最多不超過十小時，讓睡眠幫助肌肉生長與修補受損肌群。

〈原則4〉明確目標

我非常建議在健身前先幫自己設定短、中、長期目標。先從短期目標做起，如果一開始目標如果訂太高，會很容易因為沒達到而放棄，像是伏地挺身原本只能做十下，目標可設定：「希望在四週後，伏地挺身可以做到十二下。」因為目標較短，比較容易看到健身效果，加上獲得生理與心理的好處，之後便會更有動力繼續健身，也能再進一步實現中期與長期目標。

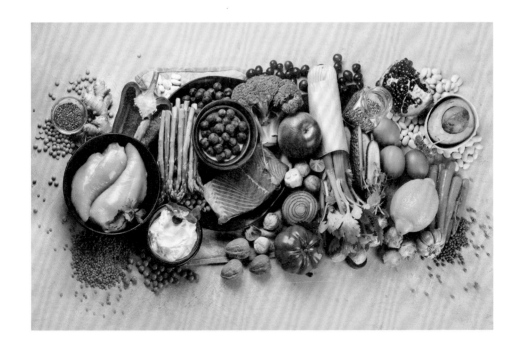

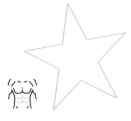

養成肌肉的
十個關鍵

　　健身最大的目的就是要增肌減脂，增加身體的肌肉量，並且降低體脂肪，讓身體維持良好的機能；接下來列出十個有助於大家持續健身、突破停滯期的關鍵，希望對於即將開始或是已經在健身的你有所幫助。

（1）了解各式動作

　　在健身時會進行各式動作，包括基礎訓練、心肺訓練及肌力訓練等等動作，執行之前必須了解各動作的標準做法、訓練部位及運用肌肉位置，才能正確有效的訓練與避免受傷。

（2）不模仿他人

　　當下定決心準備開始健身，卻不曉得該從何而起，決定先模仿他人的訓練方式嗎？小心，你的身體可能會承受不住而受傷。

　　每個人的訓練資歷不同，他人的成功方法不一定適合自己，健身是以自己的身體做出發點，找出最適合的訓練方式再進行。

（3）養成運動習慣

　　規律的運動是維持體態的不二法門，因此健身運動必須融入到生活中，變成一種習慣，自行規劃運動時間，時間一到就健身，在行為心理學中，養成一個新習慣需要二十一天，給自己設定二十一天的時間，持續並規律的執行，之後就較能持之以恆。

（4）適時調整菜單

　　健身運動須隨著身體狀況與需求做變化，當體態變得越來越好，也許需要調整強度與其他部位的細部雕塑訓練，反之若身體出現警訊，則要轉換方式，待身體復原再調整成正常訓練；另外為了增加動力，也可自行搭配三～四種相同強度的菜單組合，每次做變換，讓健身變成一件有趣的事，豐富健身生活。

（5）每天喝足夠的水

　　一般成人每日應攝取約1,500～2,000c.c.的水分，多喝水可以維持身體恆定、降低慢性病，也能藉由排尿、排便、流汗等方式排出身體廢物，好處相當多。雖然多數人知道喝水的好，但卻常常忘記喝足夠的水，甚至常以含糖飲料取代純水，建議平時需多攝取純水，一天攝取「體重×30c.c.」的水分，若當天有大量運動、活動或勞動，則要再適度增加飲水量。

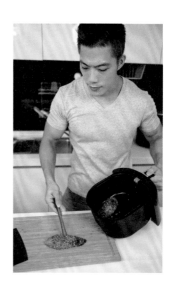

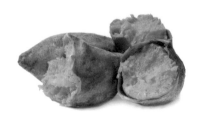

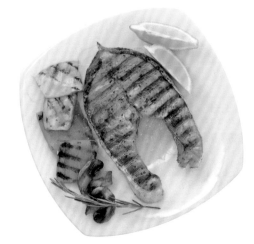

（6）科學化飲食

增肌減脂的關鍵在於醣類、蛋白質與脂肪的攝取比例，另外也需攝取足夠的蔬菜，從中獲取纖維質、維生素與礦物質，幫助消化與提高免疫力。另外也不要害怕攝取脂肪，盡量選擇以天然的魚油或植物性脂肪為主，我平時則喜歡吃堅果或鮭魚，這些脂肪都相當優質喔！

（7）不挨餓，慎選食物吃

增肌減脂的過程中，仍須注意攝取足夠熱量，假使攝取熱量過低，甚至低於基礎代謝率，身體將會啟動自我保護機制，儲存更多熱量在體內，以至於無法有效降低體脂。因此，當你在健身的時候，一定不可以挨餓！嘴饞時可以酌量選擇健康的食物，例如：蒸烤地瓜、燕麥片、水果、無調味堅果種子等等，都是相當好的零食。

（8）提高基礎代謝率

　　基礎代謝率指的是一天中什麼事都不做的情況下，最基本會消耗的熱量，消耗原因包括大腦運轉、基本身體移動、心跳等等，二十四小時均在運作。但基礎代謝率將會受年齡、氣溫、肌肉量、進食狀態等影響，**而提升基礎代謝率最有效的方式，就是提升肌肉量**，可以透過增肌減脂實現，養成不易胖體質。

（9）適度讓肌肉休息

　　不少健身朋友剛踏入這塊領域時，總希望可以在短期內有明顯成效，導致過度練習，這並不會讓效果更好。運動是一件長遠的事，尤其阻力訓練是透過刺激肌肉、破壞、修復的週期以增強肌肉量，更需要適度休息，建議初學者運動頻率可安排一週三天，中間至少休息一天，例如：一、三、五訓練，二、四、六休息，讓身體恢復機能，才能更充分的準備每一次的訓練！

（10）達標後的維持更重要

　　在增肌減脂的過程中，每隔一段時間就要檢視並微調運動與飲食菜單，而每一次的進步都是驅動達成下一次目標的動力，因此維持原本的水準相當重要。一旦開始健身，就要維持固定頻率的運動與飲食規劃，若是頻率不固定、自我缺勤太多次，訓練的效果就會大打折扣。

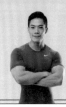
這些健身迷思，你也中了嗎？

在接觸健身時我們或多或少都會聽到一些關於健身的「都市傳說」，我也常常被學員提問，「健身該這樣做嗎？該這樣吃嗎？」等等，以下就來看看這些常見的健身相關迷思吧！

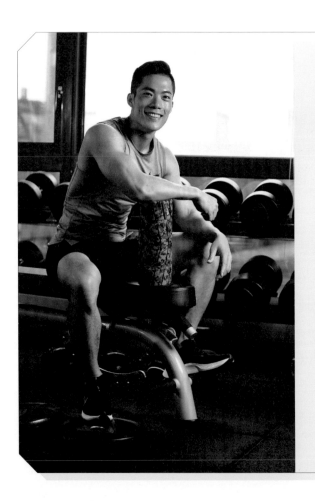

Q1：健身就是重量越重、做越多次越好？

A /// 健身不在於越重越好，而是在於有無將動作做標準及適當的量。初學者初期若是重量超過自己的負荷，可能會造成運動傷害，甚至要花更久的休息時間才能恢復訓練，所以按部就班是很重要的！

Q2：健身可以不吃澱粉？

A /// 很多人形容澱粉是減重的仇敵，但澱粉就像是汽車的汽油，提供身體能量才有動力運動，如果不攝取澱粉，只以蛋白質、蔬菜或油脂作為熱量來源，長期下來缺乏能量與澱粉攝取不足，容易造成頭暈、集中力不足、身體無力、情緒不穩等等症狀。

Q3：健身可以只做有氧、不做重訓？

A /// 健身時要先確立目標，假使希望增加肌肉，就要以重量訓練為主；若希望增強心肺功能、燃燒脂肪，則需以有氧訓練為主。因此長期只做有氧運動，對於增加肌肉幫助不大，但部分學員剛開始做有氧時，初學者會有微量增加肌肉的機會，但到後期若是要再增加肌肉，則須做重量訓練。

Q4：不練肌肉就會變肥肉？

A /// 肌肉與脂肪是不一樣的組織，兩者不會互相轉換，如果沒有持續健身，原有的肌肉就會退化，因此要注意的是，如果暫停健身加上飲食上經常攝取高熱量食物，身體燃燒熱量能力就會變差，以至於累積脂肪。

Q5：肌肉沒有痠痛，表示白練？

A /// 進行肌力訓練時，通常肌肉要先經過破壞、營養補充、充足休息、修補肌肉的過程才能使肌肉量增加，部分健身者因為已經適應一定強度的訓練，因此訓練後第二天不一定會感到肌肉痠痛，但這並不表示白練，建議可以變化不同訓練菜單。

Q6：汗流得越多表示越有效？

A /// 流汗量與訓練效果沒有直接相關，也不成正比，出汗原因與體重、環境、運動強度有關。其中體重較重、天氣較熱、運動強度較高時，出汗量自然會較多，這是因為運動時體溫上升，身體需要透過排出汗水降溫以調節，也因此需要適時補充水分避免大量出汗引起脫水。而真正與健身效果有關的原因，則在於有無確實達到一定訓練量，才能進而燃燒脂肪或增強肌肉。

Q7：高蛋白飲食容易傷腎？

A /// 運動後補充蛋白質有利於肌肉修補與增長，部分人士擔心吃太多高蛋白食物可能會造成腎臟負擔，不過目前研究顯示（美國臨床腎臟病學會期刊，2012，低碳水化合物高蛋白與低

脂飲食對腎臟的影響），高蛋白飲食對於本身沒有腎臟疾病者沒有影響，因此健康的健身者可以適量補充高蛋白，不過若本身有腎臟疾病或是相關高風險族群，則要遵循專業醫生的建議，調配攝取量。

Q8：健身一定要吃補給品？

A /// 健身補給品包括乳清蛋白、肌酸、BCAA 等等，補給品是以「方便性」為主，主要還是透過天然的食物攝取，可以有機會幫助健身者更有效達到目標，但是想要擁有良好體態，仍須做好基本功，包括正確飲食與足夠訓練，當基本功做足、肌肉量停滯不前時，再考慮補充健身補給品。

Q9：男生、女生健身大不同？

A /// 以先天生理構造來說，女性體脂肪高於男性，體內可以增加肌肉合成的雄性激素也較少，但只要透過良好的訓練加上持之以恆，仍然可以有很棒的健身成果。

反過來說，其實女生要練出和男生一樣的體態，也不是這麼容易的事情，要有非常嚴格的飲食和訓練菜單才能達到這個目標，所以別擔心會練成金鋼芭比。

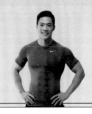

健身訓練進度：設定、檢驗、修正目標

　　了解增加肌肉的重要性、養成關鍵及常見迷思後，接下來就要開始設定目標並且執行，時間軸可以每兩週為一個基準點，建議時間不要拉太長，以短期、容易執行的為主。

　　設定目標時最重要的就是要確立原因與想達成的目標，短期目標先以兩週、四週為宜，中期目標則為八週，長期目標為十二週，並定期檢視自己有無達成。

　　開始健身時，每隔兩週都要記錄自己的體能概況，包含拍照記錄正面與背面狀態，以及利用Inbody或軟尺測量身體各部位圍度，並記錄自己做基礎健身動作時的狀況。

　　假使一開始先執行中級動作感到吃力或輕鬆，就要降階或進階，不過別認為降階就是不對，因為每個人身體狀況不同，要量力而為，這只是當下的身體狀況無法負荷，健身只要努力就可以看到效果，相信持之以恆很快就能改善體態，看到效果就能有動力繼續健身！

健身訓練目標設定（以 12 週為單位）

短 期 目 標			
2-4 週	訓練內容（例）： ・一週運動 3 次，每次 30 分鐘	開始日期	／　／
		結束日期	／　／
	□有無達成	沒有達成的原因	

中 期 目 標			
8 週	進階目標（例）： ・伏地挺身 10 下→ 15 下 ・每週增加 2 次瑜珈	開始日期	／　／
		結束日期	／　／
	□有無達成	沒有達成的原因	

長 期 目 標			
12 週	訂出目標（例）： ・體脂肪重量－ 4kg	開始日期	／　／
		結束日期	／　／
	□有無達成	沒有達成的原因	

目測體態（拍照）　　日期：　　/　　/

<table>
<tr><td>正面</td><td>背面</td></tr>
</table>

身體尺寸數據（軟尺測量）

部位	肩	胸	手臂	腰	臀	大腿	小腿
長度							

Inbody 機器測量

體重	肌肉重	脂肪重	BMI	體脂率	基礎代謝率

動作檢驗

上肢		次數／秒數
簡單版	跪姿伏地挺身	
一般版	直膝伏地挺身	
進階版	抬腿伏地挺身	

下肢		次數／秒數
簡單版	靠牆半蹲	
一般版	屈蹲	
進階版	屈蹲跳	

核心		次數／秒數
簡單版	跪姿肘撐平板	
一般版	直膝肘撐平板	
進階版	左右抬腳肘撐平板	

心肺		次數／秒數
簡單版	開合左右腳點地	
一般版	開合跳	
進階版	開合跳躍	

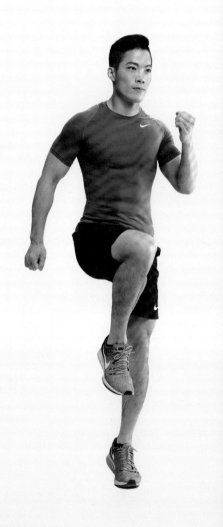

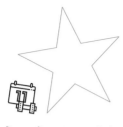

如何開始
健身？

　　不少人設定好目標後卻還沒開始健身，原因可能是時間不夠或是動力不足，這時候可以尋找志同道合的朋友彼此互相激勵，此外一開始不要給自己太大壓力，當開始健身後就會發現健身並不難，而且運動時更可以體會到快樂，進而繼續下去並給自己帶來正向改變。

只要開始動起來，
任何地點都能健身

　　在家就可以利用自己的身體健身並且增肌減脂，運動前要充分熱身活化肌肉，熱身目的是為了讓身體預熱，當血液溫度上升就會加強肌肉彈性，讓運動時更有力量、有效率。

另外健身時不一定要上健身房，最重要是有堅強的決心與適當的健身環境，可以在家裡準備好瑜伽墊及輕巧好用的滾筒、彈力帶與啞鈴就可以開始進行，透過居家訓練也能練出好體態。

了解自己的需求

不論做任何事都要了解自己的需求與個性，假使自己是屬於動力不足、容易怠惰的人，可以尋找好友一起健身，提供彼此自己的健身計畫，互相督促與交流心得，另外也可訂下目標達成後的獎勵藉此激勵自己，讓成效加倍。

我的學員中也有不少夫妻、情侶一同來上課，除了可以一起運動、互相鼓勵，同時也能一起感受健身帶來的愉悅，讓感情更加分。

用輕鬆的心情開始

不少人以為健身是擁有充足時間的人才能好好執行，並且鍛鍊出結實的肌肉，事實不是如此，許多健身朋友經常是每天從生活中抽出三十分鐘至一小時健身，甚至是每日早上六點起床自主訓練一小時，接著再開始一日忙碌的生活。

因此，雖然持續健身並不是一件簡單的事，但相信只要用輕鬆的心情開始，從每週二～三次，每次三十分鐘開始，當看到進步後就會更有動力激勵自己持續下去喔！

PART TWO

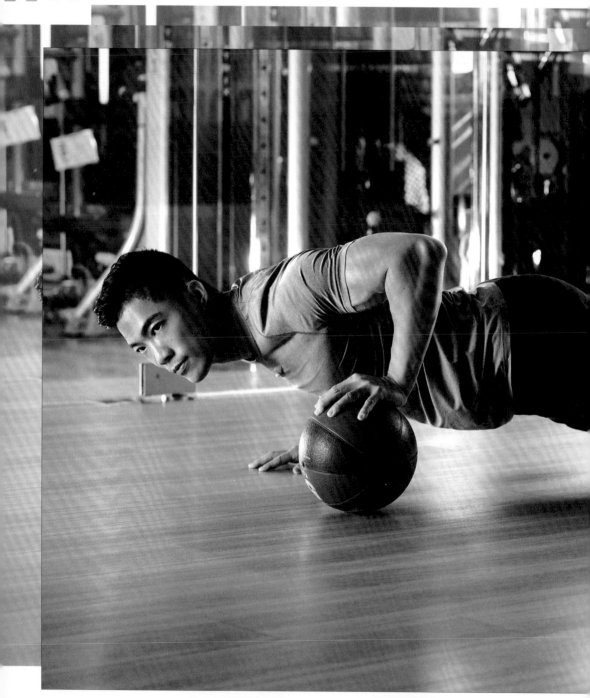

/ **CALISTHENICS** / **FITNESS** /

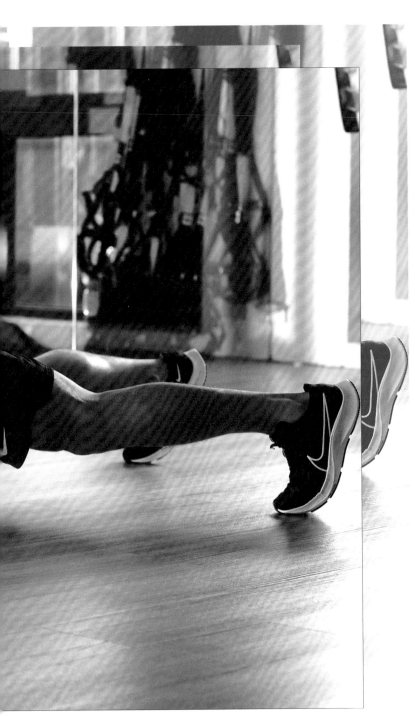

居家徒手健身訓練計畫

PROGRAM

開始健身前，
你準備好了嗎？

在正式開始健身計劃之前，希望大家先確立兩個觀念：只要持續讓身體動起來，就有機會燃燒身體多餘的熱量並降低體脂肪，同時維持肌力訓練，就可以增加肌肉量並維持良好體態。

當清楚認知到這兩個觀念後，你一定會對健身產生興趣，進而持之以恆。

為自己制定
專屬的健身計劃

了解只要讓身體動起來、就有機會維持良好的體態後，接下來就是誠實地分析自己的生活模式來制定個人的健身計畫，並隨時調整改善。

例如：原本得經常應酬，可以從每次應酬中降低飲酒量開始，並且在不用應酬的日子改以健康蔬食搭配蛋白質的飲食為主。

維持良好體態有賴於飲食與運動習慣，身體攝取的食物與健身效果有正相關，我常跟學員分享：「如果你受不了，你就會瘦不了。」一開始調整生活模式一定會有些不適應，但逐步養成習慣後，才能進而發現體態的改變，享受健身帶來的愉悅。

學會徒手訓練，
任何地方都是你的健身房

　　在家就可以利用自己的身體做各式各樣的徒手訓練，同時也有機會增肌減脂，善用椅子、沙發等普遍的家具，讓任何地方成為你的健身房。運動前要充分熱身，熱身目的是為了讓身體溫度提高，增加血流量，讓運動時更有力量、有效率。

　　身為健身教練、也是健身房的經營者，我仍然要強調，重點不在於一定要到健身房，最重要是有堅強的決心與找到自己適合的健身環境，在家準備好瑜伽墊及輕巧好用的滾筒和彈力帶，就可以開始進行，透過自主訓練也能練出好體態。

　　有了良好觀念與健身計畫，接下來就是持之以恆的維持運動習慣，建議最好每週三天、每次三十～六十分鐘，即使在非健身的日子，也建議維持低強度運動。然而有時難免遇到加班、家事或其他不可抗力的因素，這時候也建議要把握零碎的時間，十分鐘也好，**讓自己的身體維持在「想要動、需要動」的狀態，對於維持運動習慣有很大的幫助。**

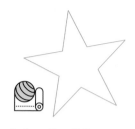

健身的
基本配備

　　在健身時穿著適合的服裝及準備相關配備很重要，合身、透氣的衣服可以方便身體的活動，瑜伽墊、滾筒、彈力帶、水瓶和啞鈴可以幫助暖身及做相關健身訓練，以下都是相當適合居家運動的健身配備，了解相關用途與基礎概念後再選用，才能讓健身效果加乘喔！

衣服、褲子

　　衣服與褲子建議選擇合身、透氣、排汗機能佳的衣服，合身的衣服可以方便你檢視姿勢正確與否，衣服也不會因為過於寬鬆造成進行動作的阻礙；透氣、排汗機能佳的衣服可以讓汗水快速蒸發，在運動過程中維持在較乾爽的狀態。

　　另外若是喜歡支撐感的健身朋友則可以選擇緊身型衣物，這類衣物較服貼、具有支撐感，運動時可以保持靈活，也相當實穿。

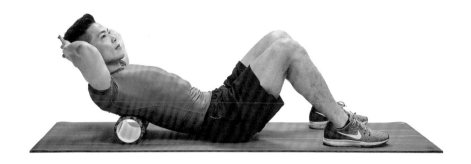

鞋子

　　居家健身時，建議大家盡量準備一雙室內專用運動鞋；運動鞋可以有效保護雙腳，並在做動作時靈活自如，同時也能避免運動傷害。

　　挑選時需注意包覆性、穩定性、吸震性、韌性佳的鞋子，假使運動時只穿拖鞋運動，在過程中可能會擔心拖鞋會掉，以至於要花更多力氣去固定鞋子，甚至會導致分心；而若是赤腳運動，則有可能因為強度太強而增加雙腳負擔，因此穿著運動鞋可以使雙腳得到保護，並避免扭傷或碰撞傷害。

毛巾

　　運動到達一定強度時就會汗如雨下，這時候就需要用毛巾擦汗，讓身體保持乾爽舒適以便繼續運動。此外，毛巾也可做為伸展運動時使用，包括地面伸展、肩關節活動以及部分徒手動作等，不論大毛巾或是小毛巾皆可，可依照個人習慣準備適合尺寸的毛巾加強運動效果。

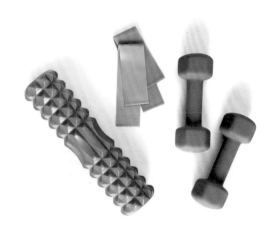

瑜伽墊

　　瑜伽墊有不同厚度，健身時因為身體常需要緊貼地板，需要挑選厚度較高的瑜伽墊，大約八公厘以上，可用來保護身體、減少關節疼痛，並且降低運動傷害。如果厚度不夠，當身體直接在堅硬的地板上運動，例如：伏地挺身、平板式、捲腹等等，手肘和膝蓋這些關節部位頻繁接觸地面很容易受傷，利用一定厚度才能緩解衝擊力，並幫助止滑與提高訓練效果。

滾筒

　　滾筒重量輕巧，是相當適合居家健身的配備，可以用來啟動身體每一處的肌肉與增加肌肉的血流量及彈性，並提升身體的活動範圍。不過要注意的是，滾筒不能用來滾關節，因為關節是硬組織，而滾筒也是較硬的配備，當硬組織碰上硬組織就容易受傷。

　　此外，滾筒也有助於復健，好處相當多。我在運動員生涯中曾發生運動傷害，當時復健科醫師、物理治療師與運動員前輩都很推崇利用滾筒進行復健式運動訓練，由此可見滾筒的益處。

彈力帶

　　彈力帶重量輕、方便攜帶、變化性高，建議初學者先從磅數低的彈力帶用起，隨著訓練強度增加再使用磅數較高的彈力帶。

　　彈力帶又稱為阻力帶，當運用彈力帶時，身體就需要花費更多力氣來刺激肌肉，進而提升肌力與肌耐力。保存彈力帶時要放在乾燥通風、避開陽光直射處以免材質鈣化。此外，彈力帶屬於消耗品的一種，當出現變薄、彈性疲乏，甚至有小裂痕時就要停止使用，避免使用時不慎斷掉而受傷。

水瓶

　　進行居家健身訓練時，水瓶可以說是最容易取得的道具，一開始可以先從1,500c.c.的重量開始，再逐步增加到2,000c.c.，不論是水壺或是寶特瓶都很方便。

啞鈴

　　啞鈴有不同重量、訓練變化性高，可提升肌肉的控制能力，是適合居家健身的器材，初學者建議先從重量最輕的開始，鍛鍊全身肌群，讓身體做各種不同的肌力訓練，當熟悉基礎動作後，再逐步增加訓練組數或是重量。

訂出規律的
運動時間表

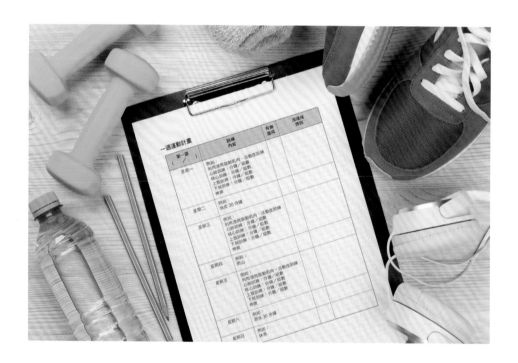

　　準備好運動的決心、計畫與基本配備後,接下來就是訂出運動時間表,可依照後面的訓練內容進行菜單設計。建議初學者先從一週健身兩～三天,每天三十分鐘開始,中間間隔的日子則進行低強度運動,有達成就打勾,沒達成也需寫下「為什麼」,才能了解原因並改善。

一週運動計畫

第一週 （　／　）	訓練 內容	有無 達成	沒達成 原因
星期一	例如： 利用滾筒啟動肌肉、活動度訓練 心肺訓練：分鐘／組數 核心訓練：分鐘／組數 上肢訓練：分鐘／組數 下肢訓練：分鐘／組數 伸展		
星期二	例如： 快走 30 分鐘		
星期三	例如： 利用滾筒啟動肌肉、活動度訓練 心肺訓練：分鐘／組數 核心訓練：分鐘／組數 上肢訓練：分鐘／組數 下肢訓練：分鐘／組數 伸展		
星期四	例如： 爬山		
星期五	例如： 利用滾筒啟動肌肉、活動度訓練 心肺訓練：分鐘／組數 核心訓練：分鐘／組數 上肢訓練：分鐘／組數 下肢訓練：分鐘／組數 伸展		
星期六	例如： 游泳 30 分鐘		
星期日	例如： 休息		

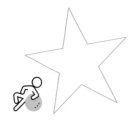

暖身・訓練・伸展——
專業教練的完整健身計劃

加入暖身和伸展，
健身效率超驚人！

　　我在幫學員規劃完整的健身內容時，可簡單分為三大部分：暖身、訓練與伸展。其中暖身是非常重要、也容易被忽略的環節，不僅可以避免運動傷害，還能讓接下來的訓練達到更好效果。

　　我將暖身動作分為「滾筒啟動肌肉」與「活動度訓練」兩大項，利用滾筒喚醒僵硬的肌肉、促進肌肉血流量；滾筒就像擀麵棍一樣，先將肌肉「擀鬆」，活動範圍就會更大，運動時較不容易受傷，除了滾筒，也可以利用軟式棒球、網球或筋膜球放在同樣位置操作。

　　「活動度訓練」主要利用各種姿勢活動肢體和關節，包含頸部、肩部、軀幹和髖關節等活動，可以幫助身體活動範圍更大、更靈活，也能增加穩定性和運動能力，當活動度訓練做得越好，越不容易受傷。

接下來是訓練身體的部分，包括心肺、核心、上肢與下肢，每次訓練都要將每個項目納入菜單內，平均分配後再斟酌加重當天希望加強的部分，這是因為希望每次的健身都能盡可能帶到全身，讓全身肌肉動起來後，才能讓身體燃燒更多熱量、增強肌肉的能力。

部分訓練動作含有負重，也就是利用啞鈴、彈力帶或水瓶增加阻力，使用彈力帶時先將帶子調整到適當長度與位置就可開始進行；水瓶則可拿2,000c.c.的水壺或寶特瓶進行。進行訓練時，可以自行挑選四～八個動作，每做完一循環再重複一次，變成一套循環訓練。

最後是伸展動作，在進行訓練時，我們持續訓練肌肉，因此肌肉會變得緊繃，運動後的伸展可以拉長肌肉纖維、增加肌肉彈性，更能促進血液循環、消除健身後的疲勞，做每項動作時記得都要保持呼吸。

在時間的分配上，若是時間較少或是健身新手，可以先從每次三十分鐘開始，時間比較充裕的話，建議每次六十分鐘，以下是四十五分鐘的訓練菜單分配，建議如下：

項目	內容	時間
暖身	① 透過滾筒啟動肌肉	5 分鐘
	② 活動度訓練	10 分鐘
訓練	心肺、核心、上肢、下肢訓練	20 分鐘
伸展	伸展動作	10 分鐘
總長：45 分鐘		

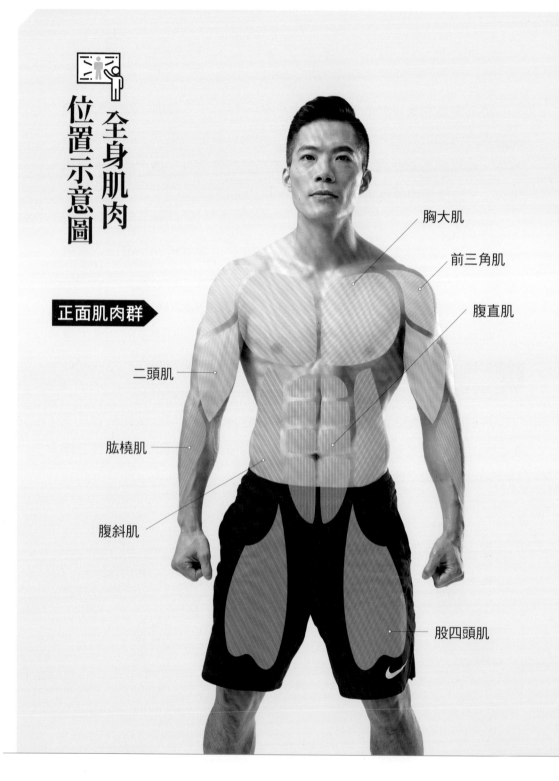

全身肌肉位置示意圖

正面肌肉群

胸大肌

前三角肌

腹直肌

二頭肌

肱橈肌

腹斜肌

股四頭肌

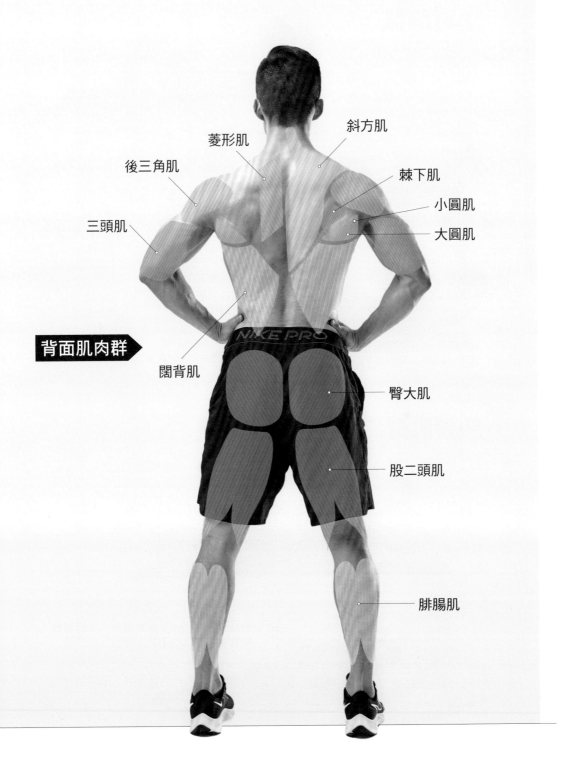

菱形肌

斜方肌

後三角肌

棘下肌

小圓肌

三頭肌

大圓肌

背面肌肉群

臀大肌

闊背肌

股二頭肌

腓腸肌

★ 上背肌群

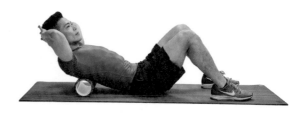

STEP_ 1

仰躺姿勢，雙腿屈膝踩地，
把滾筒橫放在肩胛骨後側。

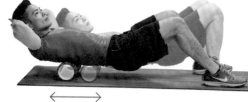

STEP_ 2

雙手交叉抱在頭部後方，
臀部離開地面。

浩克教練小叮嚀

使用滾筒時不要
滾到頸椎，若剛
開始使用滾筒感
到疼痛或壓力太
重，臀部可先著
地。

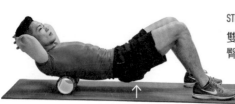

STEP_ 3

雙腳踩穩，讓
上背部在滾筒
上前後滾動。

←——→

★ 旋轉肌群

STEP_ 1

身體側躺、雙腿屈膝，將滾筒放在腋下。

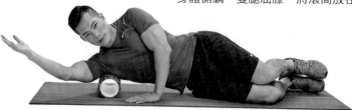

STEP_ 2

手臂舉起，另一手手掌撐地，手臂畫圓，
感覺旋轉肌群在滾筒上放鬆。

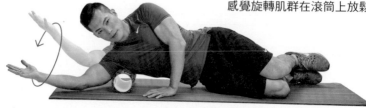

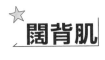

闊背肌

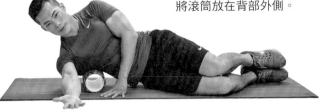

STEP_ 1

身體側躺、雙腿屈膝，
將滾筒放在背部外側。

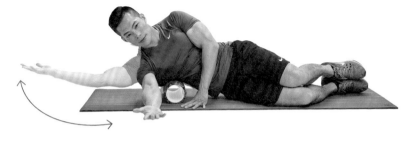

STEP_ 2

手臂舉起，另一手手掌撐地，手臂移動，感覺闊背肌在滾筒下活動。

下背肌群

STEP_ 1

身體側躺、雙腿屈膝，
將滾筒放在下背側邊。

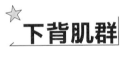

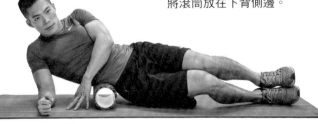

STEP_ 2

手肘撐起身體，另一手
手掌撐地，讓身體前後
翻動。

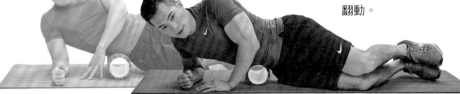

☆ 胸大肌

STEP_ 1

身體呈趴姿，雙腿打直向後。

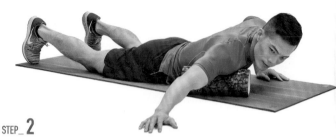

> 🔔 **浩克教練小叮嚀**
>
> 不少健身朋友常會過度進行胸部相關訓練，胸肌容易顯得緊繃，胸大肌假使沒有得到適度放鬆就容易駝背和圓肩，還會引起肩頸痠痛，要特別注意。

STEP_ 2

將滾筒放在右胸部外側，左手掌撐地，右手臂向外伸直。

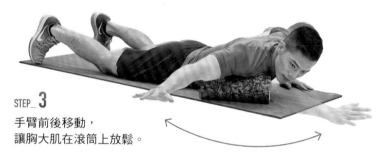

STEP_ 3

手臂前後移動，讓胸大肌在滾筒上放鬆。

☆ 斜方肌

> 🔔 **浩克教練小叮嚀**
>
> 斜方肌位於頸部後外側，除了健身前的暖身可以應用，經常坐辦公室工作、常感到肩頸痠痛，也可以靠滾筒得到舒緩。注意滾筒不可以滾到頸椎的部位。

STEP_ 1

身體側躺、雙腿屈膝，滾筒放在頸部後外側。

STEP_ 2

頭部左右轉動，讓單側的斜方肌在滾筒上放鬆。

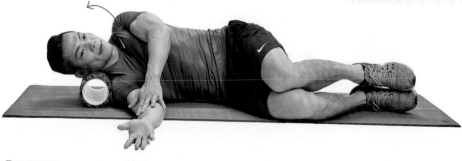

⭐ 臀大肌

STEP_ **1**

身體坐起、滾筒放
臀部下方;雙手與
肩同寬。

浩克教練小叮嚀

臀部面積很大,
按壓時要找到會
緊繃的位置,注
意滾筒不可以壓
在坐骨處。

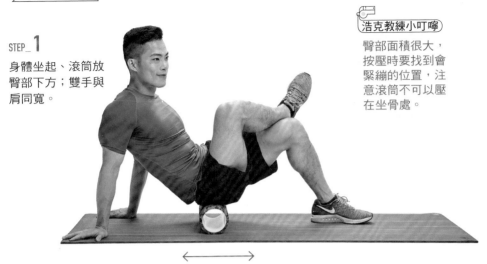

STEP_ **2**

單腳翹在另一腳的膝蓋上,讓滾筒在翹腳側的臀大肌下方前後滾動。

⭐ 股二頭肌群

(大腿後側肌群)

STEP_ **1**

身體坐起、滾筒放置單腿後側,
另一腿翹在上面。

STEP_ **2**

雙手與肩同寬,將臀部撐起,
讓滾筒在大腿後側肌群下滾動。

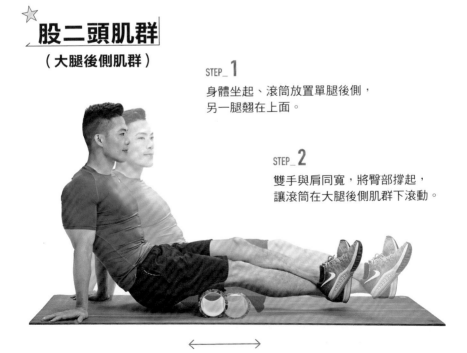

股四頭肌群

（大腿前側肌群）

STEP_ 1

身體呈趴姿、手肘撐起；雙腿向後伸直，
將滾筒放在其中一邊的大腿前側下。

STEP_ 2

滾筒側的膝蓋反覆做屈起、放下伸直的動作，
讓股四頭肌在滾筒上放鬆。

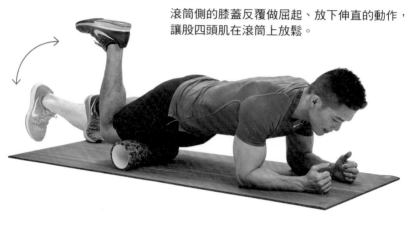

★ 每個肌群左右各30秒，約滾壓15～30下 ★

腓腸肌

（小腿後側肌群）

浩克教練小叮嚀

活化小腿後側肌群時，可以依據身體狀況
做調整。初階版是臀部著地並開始滾動，
中階版則是將臀部抬起後滾動，進階版是
將另一腿跨上來增加身體重量再滾動。

STEP_ 1

身體坐起、
手掌撐地，
單腿伸直。

STEP_ 2

滾筒放在小腿中間位置，臀部離地，
讓滾筒在小腿後側滾動。

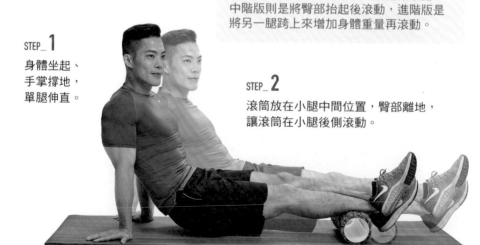

⭐ 脛前肌
（小腿外側肌群）

STEP_ **1**

身體呈跪姿、手
掌撐地；單腿屈
起，滾筒放在小
腿前外側，另一
隻腳撐地。

🔔 **浩克教練小叮嚀**

按壓時將滾筒放在小
腿前外側中央處，並
將重心放在前腳，但
不要壓到脛骨。

STEP_ **2**

讓滾筒在小腿外側肌群
前後左右滾動。

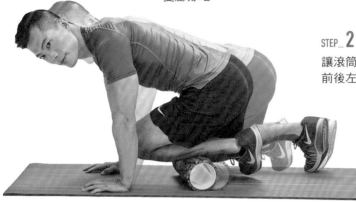

⭐ 肱橈肌
（下臂外側肌群）

STEP_ **1**

身體呈跪姿、手掌撐地，單手手臂外側下放在滾筒上，
另一手自然撐住身體。

🔔 **浩克教練小叮嚀**

長期坐辦公室用電腦的
上班族，肱橈肌較容易
痠痛，這時可以利用滾
筒放鬆，若想要增加滾
動力道，可將另一手放
在肱橈肌上加壓。

STEP_ **2**

讓滾筒在下臂
外側肌群下開
始滾動。

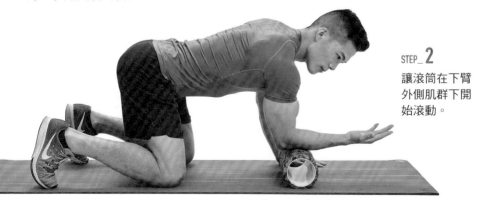

☆ 四足跪姿 前後移動

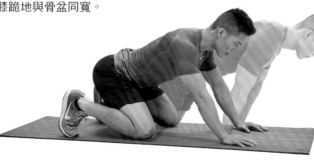

Point

做這個姿勢時背部要打直，接著再前後活動髖關節與肩關節。

STEP_ 1

身體呈四足跪姿，手掌撐地與肩同寬、雙膝跪地與骨盆同寬。

STEP_ 2

身體前後移動。

☆ 貓牛式

STEP_ 1

身體呈四足跪姿、雙手掌撐地，背部拱起、頭頸部朝下呈貓式。

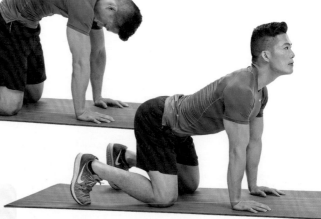

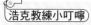

浩克教練小叮嚀

這個動作不僅可以活動軀幹，也能伸展背部、腰椎周圍的肌肉，幫助改善肩頸背僵硬。

STEP_ 2

下放時背部凹起、頭頸部朝上呈牛式。

☆ 鳥狗式

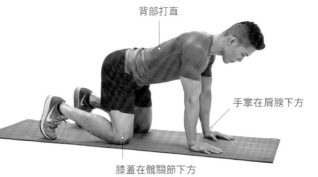

背部打直

手掌在肩膀下方

膝蓋在髖關節下方

STEP_ 1

身體呈四足跪姿、
雙手掌撐地。

STEP_ 2

左手與右腿伸直呈一直線後，
回到跪姿，接著換對側手腳伸直。

Point

此動作可以加強核
心肌群及平衡感。

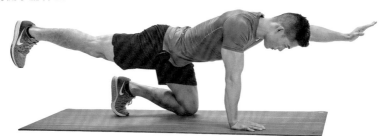

☆ 螺旋式

STEP_ 1

坐姿，屈膝成90度、
腳跟踩地，雙手往後
放在肩膀下方。

浩克教練小叮嚀

螺旋式可以活動身
體肌筋膜的螺旋
線，這條線能幫助
身體順暢地做出旋
轉的動作。

STEP_ 2

雙腿先往左轉，
接著再往右轉。

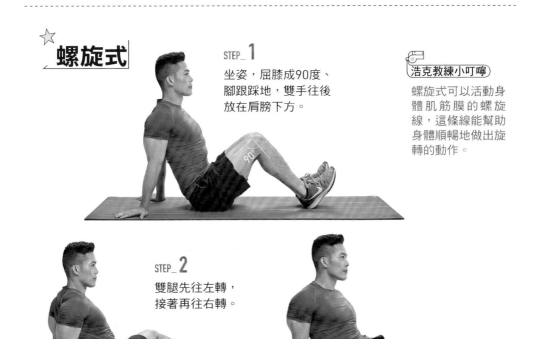

★ 每個動作各30秒，約做15～30下 ★

★ 跨步側伸展

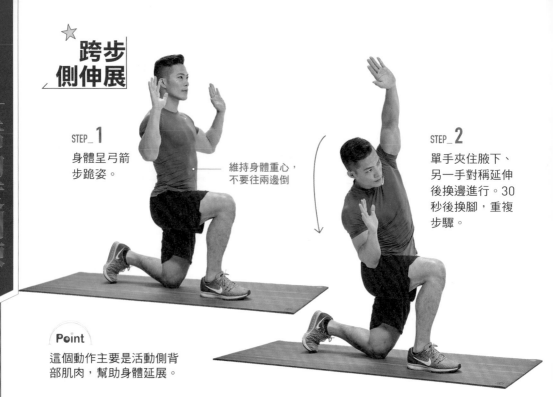

STEP_ 1
身體呈弓箭步跪姿。

維持身體重心，不要往兩邊倒

STEP_ 2
單手夾住腋下、另一手對稱延伸後換邊進行。30秒後換腳，重複步驟。

Point
這個動作主要是活動側背部肌肉，幫助身體延展。

★ 跨步旋轉伸展

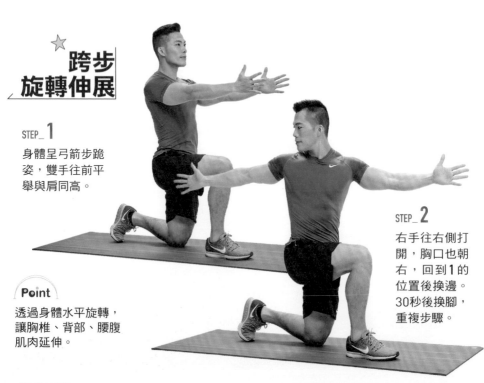

STEP_ 1
身體呈弓箭步跪姿，雙手往前平舉與肩同高。

STEP_ 2
右手往右側打開，胸口也朝右，回到1的位置後換邊。30秒後換腳，重複步驟。

Point
透過身體水平旋轉，讓胸椎、背部、腰腹肌肉延伸。

☆ 側躺展胸

STEP_ **1**

身體側躺、雙腿屈膝，
雙手貼合在地上一側。

Point

這個動作可以
活動上半身肌
肉群，讓之後
進行上半身訓
練時更順暢。

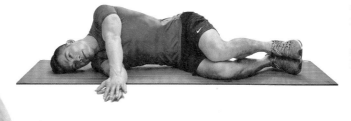

膝蓋盡量不要
離開地板

STEP_ **2**

上方的手往另一邊打開，伸直碰地，帶動胸口朝上，回到1，30秒後換邊。

☆ 側躺展肩

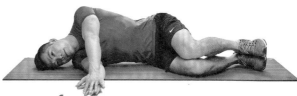

STEP_ **1**

身體側躺、雙腿屈膝，雙手貼合在地上一側。

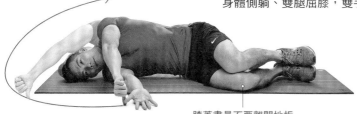

Point

和「側躺展胸」一樣，
是活動上半身肌肉群的
伸展，讓上半身進行訓
練時更順暢。

膝蓋盡量不要離開地板

STEP_ **2**

上方的手往上、繞過頭頂畫大圈，
指尖盡可能碰地，回到1，
30秒後換邊。

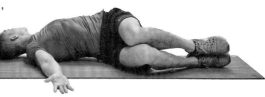

★ 髖關節90度活動

STEP_1
坐姿，雙腿屈膝踩地，雙手在背後撐地。

Point
活動髖關節之後，進行下肢訓練會發現活動範圍變大了。

膝蓋盡量靠近地板

STEP_2
雙膝呈90度分開，朝同一側轉並貼地；回到1之後換邊。

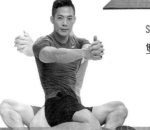

加強版

坐姿，改為雙手在胸前交叉，腿部動作不變。

★ 青蛙式

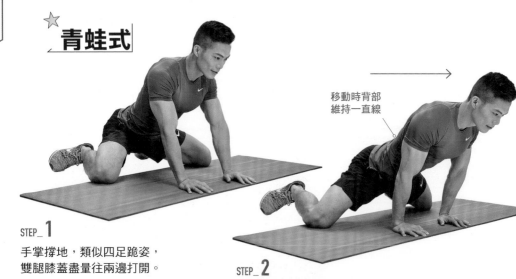

移動時背部維持一直線

STEP_1
手掌撐地，類似四足跪姿，雙腿膝蓋盡量往兩邊打開。

STEP_2
膝蓋與腳尖著地，身體前後移動，感覺髖關節被活動開來。

☆ 胸椎轉動

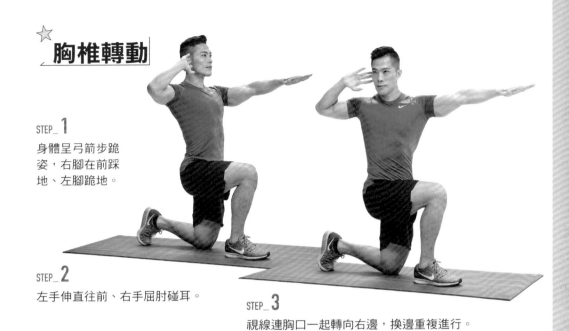

STEP_ 1
身體呈弓箭步跪
姿，右腳在前踩
地、左腳跪地。

STEP_ 2
左手伸直往前、右手屈肘碰耳。

STEP_ 3
視線連胸口一起轉向右邊，換邊重複進行。

☆ 跨步旋轉

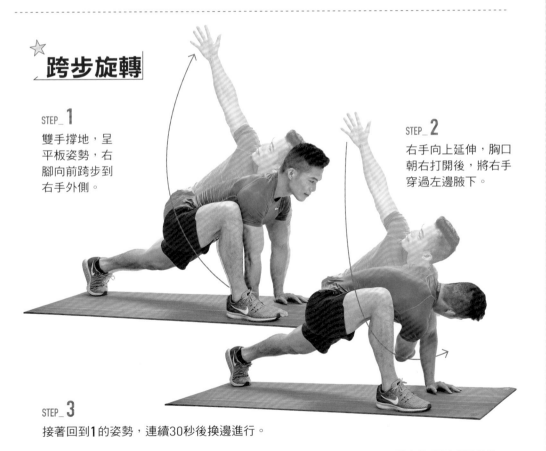

STEP_ 1
雙手撐地，呈
平板姿勢，右
腳向前跨步到
右手外側。

STEP_ 2
右手向上延伸，胸口
朝右打開後，將右手
穿過左邊腋下。

STEP_ 3
接著回到1的姿勢，連續30秒後換邊進行。

★ 30秒 ★

⭐ 原地抬腿跑

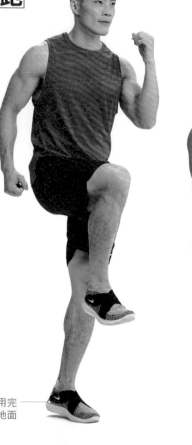
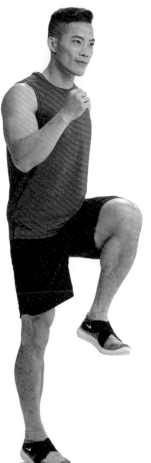

STEP_ **1**
站姿,準備跑
步的姿勢。

STEP_ **2**
雙腳輪流抬高
至肚臍位置,
原地跑步。

腳跟不用完
全接觸地面

每一步的腳掌
前端要踩穩

錯誤
姿勢

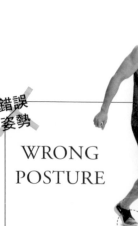

WRONG POSTURE

× 抬腿時不夠高

× 只用腳尖戳地板

☆ 開合跳

★ 30秒，15〜30下 ★

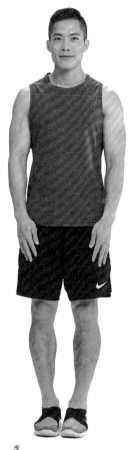

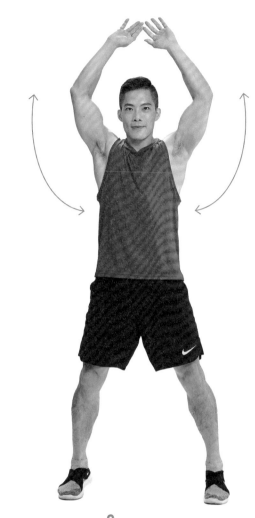

STEP_ **1**

站姿，雙手貼在身體兩側、雙腳併攏。

STEP_ **2**

雙手向上拍手，同時雙腿向外張開跳躍，重複進行。

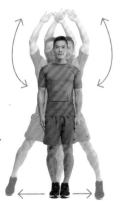

初階 \ 版 /

若是膝蓋不適或剛開始跳躍會感到吃力，可以先從往左右踏步開始。

▶▶ 在步驟2跳躍時，改為雙腳分別往左右踏步。

（浩克教練小叮嚀）

開合跳是透過跳躍與落地的循環動作，達到訓練心肺、活動四肢的能力，而當開合跳速率增加，更能有效燃燒熱量。

⭐ 旋轉跳

STEP_ 1

站姿，雙腳併攏，
雙手自然擺在身體
兩側。

跳躍時保持
身體平衡、
胸口朝前

STEP_ 2

雙腳向左跳、同時雙手朝右擺，
接著換邊，重複進行。

★ 前後跨步

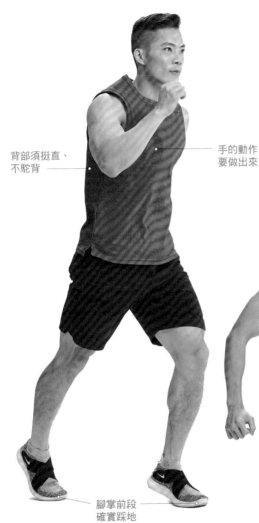

背部須挺直、
不駝背

手的動作
要做出來

腳掌前段
確實踩地

STEP_ 1

站姿，一腳向前跨步，
雙手做出跑步擺動姿勢。

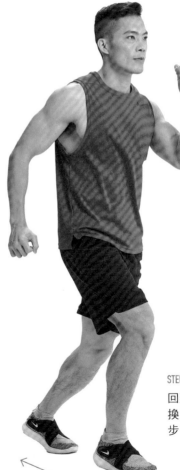

STEP_ 2

回到1的位置，
換另一腳向前跨
步，重複進行。

★ 123抬腿跑

★ 30秒 ★

STEP_ **1**

站姿，跑步預備動作；抬起右腳，
小碎步向左移動3步。

STEP_ **2**

換抬起左腳，
向右小碎步移
動3步；重複
進行。

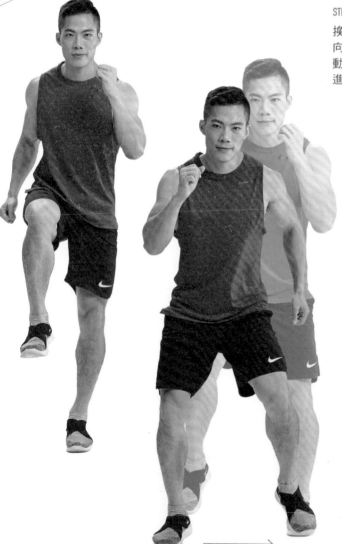

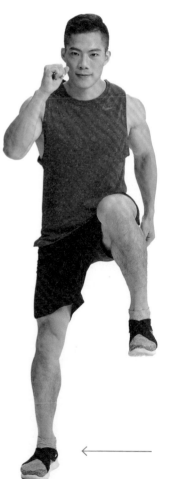

★ 原地碎步

STEP_ 1

身體呈運動員姿勢，
雙腿與肩同寬。

Point

身體重心要壓低，雙腿微蹲，
並且快速踩踏。踩踏時腿部
不用抬高，速度越快越好。

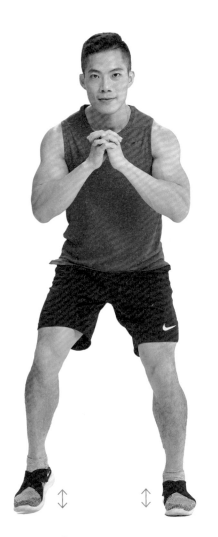
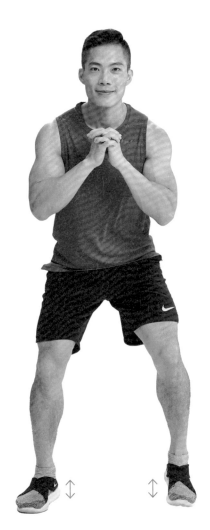

STEP_ 2

重心壓低、背部打直，開始原地快速碎步踩踏。

☆ 45度轉向開合跳

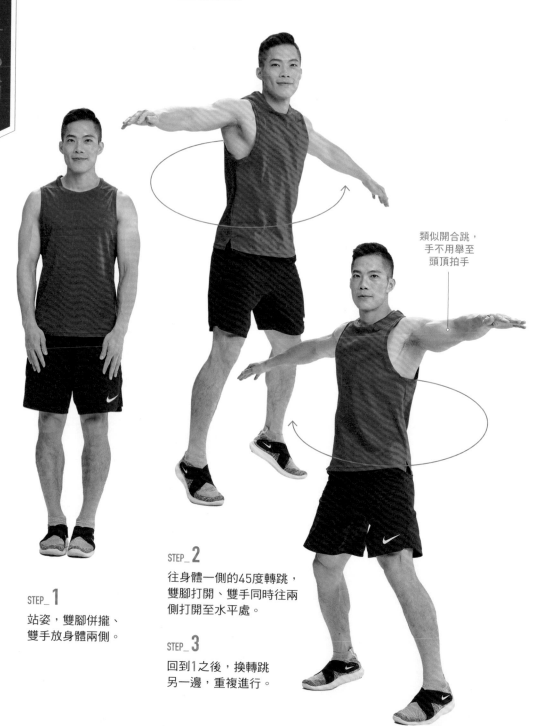

類似開合跳，
手不用舉至
頭頂拍手

STEP_ **1**

站姿，雙腳併攏、
雙手放身體兩側。

STEP_ **2**

往身體一側的45度轉跳，
雙腳打開、雙手同時往兩
側打開至水平處。

STEP_ **3**

回到1之後，換轉跳
另一邊，重複進行。

★ X跳

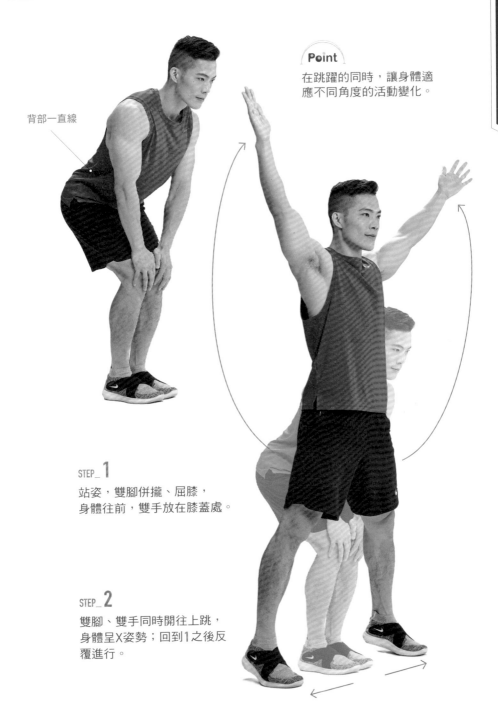

背部一直線

Point
在跳躍的同時，讓身體適應不同角度的活動變化。

STEP_ 1
站姿，雙腳併攏、屈膝，身體往前，雙手放在膝蓋處。

STEP_ 2
雙腳、雙手同時開往上跳，身體呈X姿勢；回到1之後反覆進行。

★ 左右跳

STEP_**1**

站姿，雙腳併攏，手臂抬起準備動作。

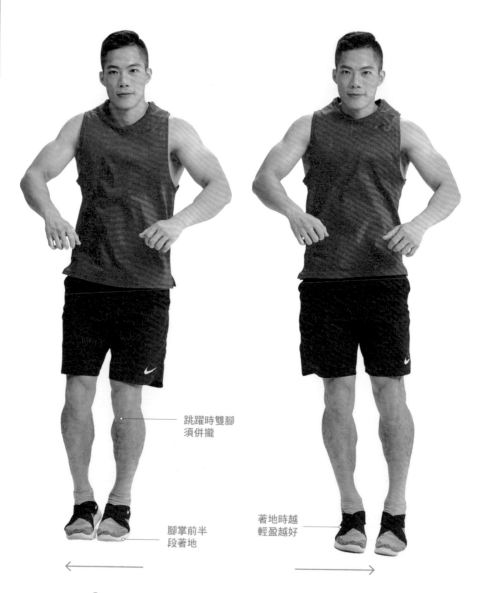

跳躍時雙腳
須併攏

腳掌前半
段著地

著地時越
輕盈越好

STEP_**2**

雙腳先往左、再往右，輪流跳躍，重複進行。

★ 毽子跳

STEP_ **1**

站姿，雙手放在身體兩側。

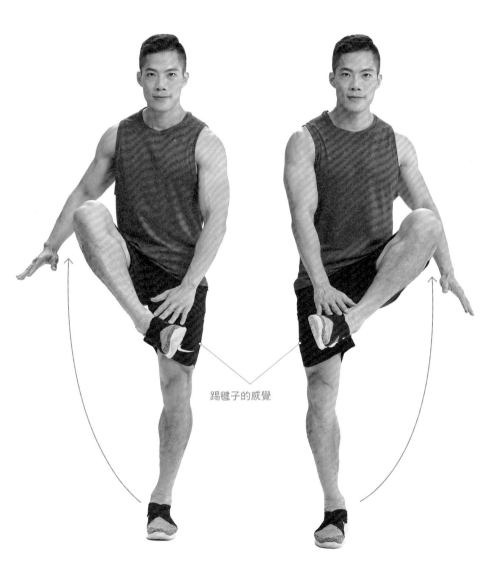

踢毽子的感覺

STEP_ **2**

左腳呈盤腿姿勢向上抬起，右手同時輕拍腳掌。
接著馬上換邊，反覆進行。

☆ 肘撐平板

STEP_ 1

趴姿，手肘撐地，手臂、
雙腿打開與肩同寬。

收緊腹部、臀部

背部保持挺直

STEP_ 2　身體呈一直線，維持30秒。

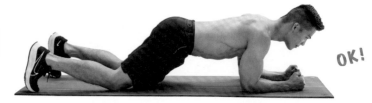

簡單\版/　跪姿
平板

OK!

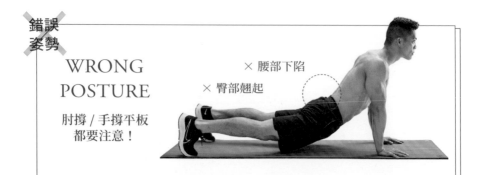

錯誤
姿勢

WRONG
POSTURE

肘撐 / 手撐平板
都要注意！

✕ 腰部下陷

✕ 臀部翹起

肘撐側平板

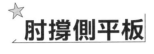

STEP_ 1

單邊側躺、雙腿併攏。

STEP_ 2

手肘與前臂支撐上半身重量，
另一隻手舉高。維持30秒。

保持核心穩定

手肘在肩膀下方

 簡單
版

 跪姿肘撐
側平板

OK!

☆ 手撐平板

STEP_1
手臂、雙腿打開與肩同寬，手掌撐地。

收緊腹部、臀部　　背部保持挺直

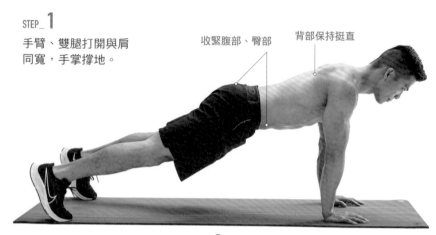

STEP_2
身體呈一直線，維持30秒。

錯誤姿勢

WRONG POSTURE

× 肩膀沒有在手掌上方

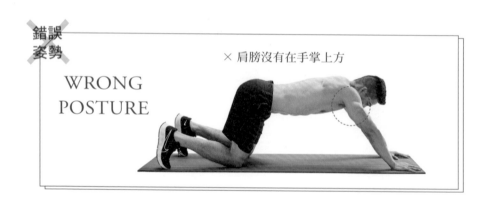

簡單\版/ 跪姿手撐平板

OK!

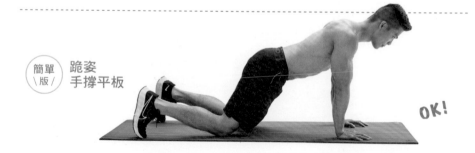

★ 橋式

STEP_ **1**

仰躺姿勢，雙腿屈膝踩地，
打開與肩同寬，手臂放身體兩側。

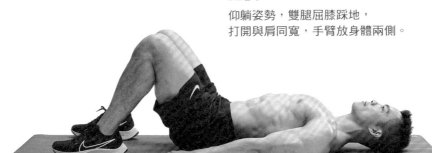

STEP_ **2**

臀部抬起，下放時吸氣、
上抬時吐氣。

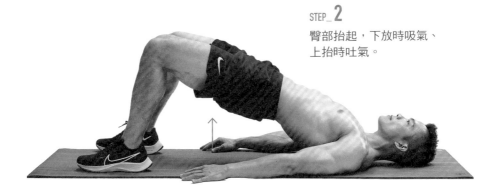

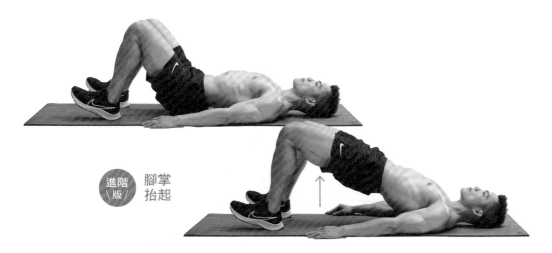

進階版 腳掌抬起

單腳橋式

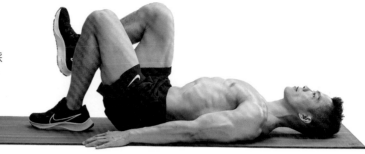

STEP_**1**

仰躺姿勢，單腿屈膝踩地，另一腿屈膝抬起，手臂放身體兩側。

STEP_**2**

臀部抬起，下放時吸氣、上抬時吐氣。

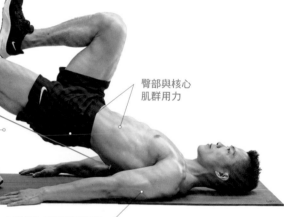

臀部與核心
肌群用力

身體和大腿
一直線

上背部和腳掌穩穩貼地

變化版 腿伸直

OK!

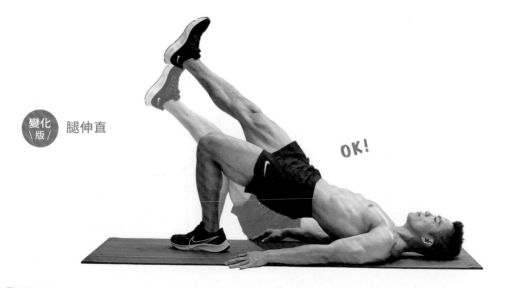

★ 左右對稱伸張

STEP_ **1**

面朝下的趴姿，雙手打開，往前伸，
雙腳往後伸直，打開與肩同寬。

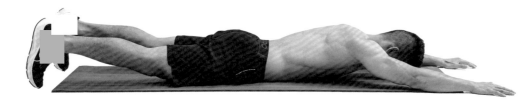

STEP_ **2**

左手、右腳抬起，放下後換邊，
下放時吸氣、上抬時吐氣。

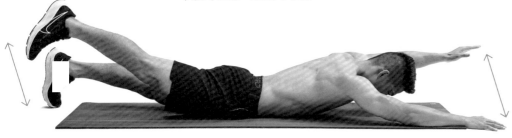

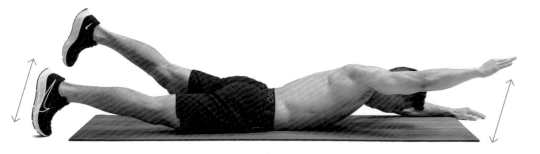

★ 超人

STEP_ **1**

面朝下的趴姿，雙手打開往前伸，
雙腳往後伸直，打開與肩同寬。

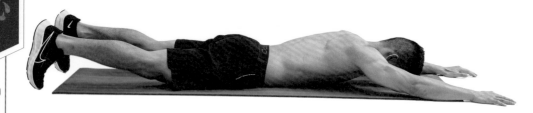

STEP_ **2**

雙手雙腿同時向上抬起，
維持30秒（或重複抬起、放下）。
上抬時吸氣，下放時吐氣。

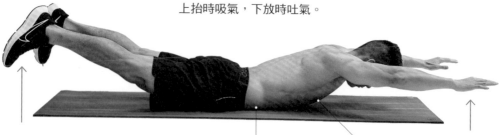

用核心的力量
維持動作

胸口離地

錯誤姿勢 ╳ WRONG POSTURE

╳ 下巴抬起

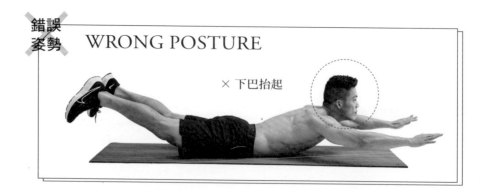

★ T字

STEP_ **1**

面朝下的趴姿，雙手左右打開呈T字，
雙腳往後伸直，打開與肩同寬。

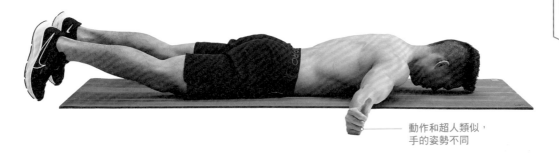

動作和超人類似，
手的姿勢不同

STEP_ **2**

雙手雙腿同時向上抬起，
維持30秒（或重複抬起、放下）。
上抬時吸氣，下放時吐氣。

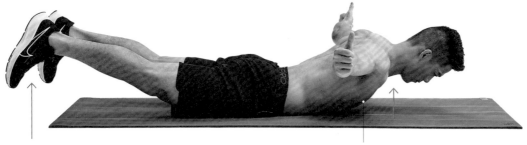

胸口離地

★ 左右雨刷

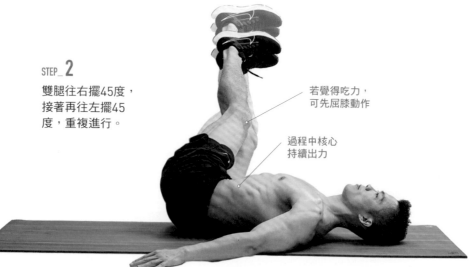

STEP_ **1**

躺姿，雙腿抬起伸直，
雙手放在身體兩側。

STEP_ **2**

雙腿往右擺45度，
接著再往左擺45
度，重複進行。

若覺得吃力，
可先屈膝動作

過程中核心
持續出力

★ 毛毛蟲

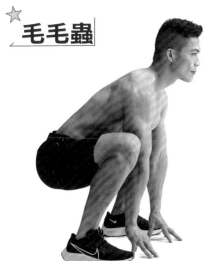

STEP_ **1**

身體呈蹲姿，雙腿打開與肩同寬。

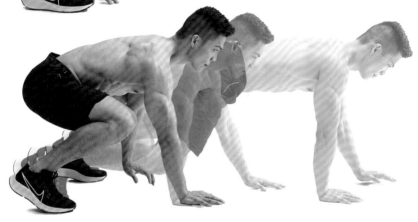

STEP_ **2**

雙手掌撐地，手往前走至身體呈平板式，
手掌撐在肩膀正下方。

往前、往後移動
時，臀部保持在
中心，不搖晃

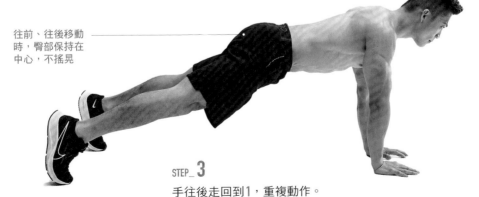

STEP_ **3**

手往後走回到1，重複動作。

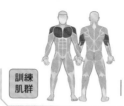

★伏地挺身

| 訓練肌群 | 胸大肌 | 前三角肌 | 肱三頭肌 |

STEP_ 1

雙手打開比肩膀寬約1.5倍；手掌對齊胸線，注意手指向前、手肘朝後。

STEP_ 2

吸氣身體下放，腹部收緊、臀部夾緊，手肘呈90度；吐氣將身體向上推起，手臂伸直、手肘不鎖死，身體呈直線。

90°

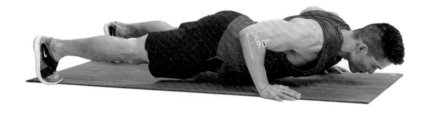

| 入門版 | 跪姿 胸口碰地

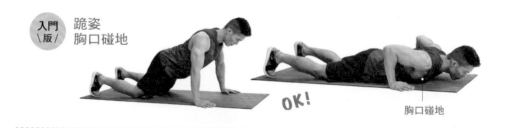

OK!

胸口碰地

| 簡易版 | 跪姿 伏地挺身

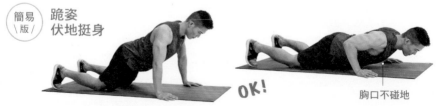

OK!

胸口不碰地

★ 窄版伏地挺身

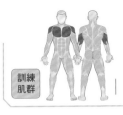

訓練肌群 ｜胸大肌｜前三角肌｜肱三頭肌｜

STEP_ 1

平板姿，雙手在肩膀下方；手掌對齊胸線，
注意手指向前、手肘朝後。

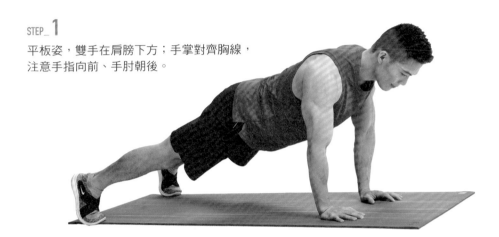

STEP_ 2

吸氣身體下放，腹部收緊、臀部夾緊，手肘呈90度；吐氣將身體向上推起，
手臂伸直、手肘不鎖死，身體呈直線。

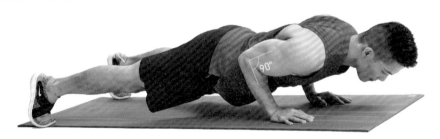

90°

入門版
簡易版

窄版伏地挺身和一般伏地挺身一
樣，都有入門的「窄版跪姿胸
口碰地版」，以及簡易版的
「窄版跪姿伏地挺身」。

OK!

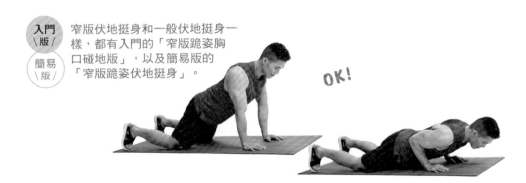

啞鈴屈體單手划船

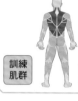

訓練肌群　｜闊背肌｜菱形肌｜

★ 左右各30秒，12～15下 ★

STEP_ 1

站姿，雙腳打開與肩同寬，
身體往前傾斜45度，單手拿啞鈴。

背部打直，
不可駝背

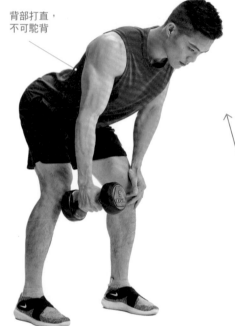

STEP_ 2

手臂向上拉至手肘90度，
再下放回到原位；吸氣時下、
吐氣時上，重複動作。

手臂夾
緊身體

90°

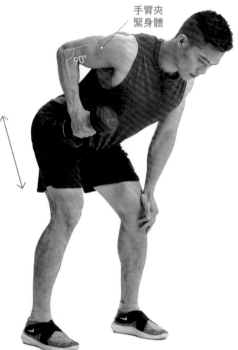

需要使用啞鈴的動作，若家中無啞鈴，
也可用寶特瓶裝水使用。

彈力帶
\ 版 /

無論使用哪種道具，單手划船
的原則都是利用阻力來達到鍛
鍊背部肌群的目的，在訓練時
記得感受背部的肌群發力，才
會有訓練的效果喔！

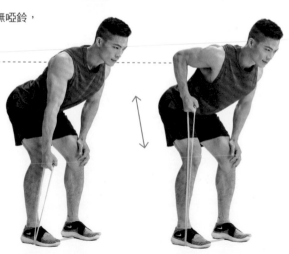

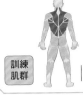

啞鈴屈體雙手划船

訓練肌群 | 闊背肌 | 菱形肌

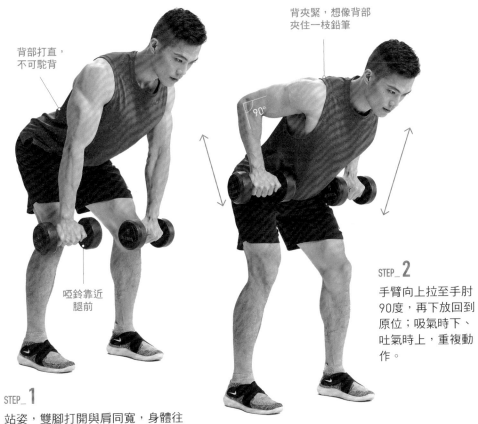

背部打直，不可駝背

啞鈴靠近腿前

背夾緊，想像背部夾住一枝鉛筆

90°

STEP_ **1**

站姿，雙腳打開與肩同寬，身體往前傾斜45度，雙手各拿一個啞鈴。

STEP_ **2**

手臂向上拉至手肘90度，再下放回到原位；吸氣時下、吐氣時上，重複動作。

彈力帶
版

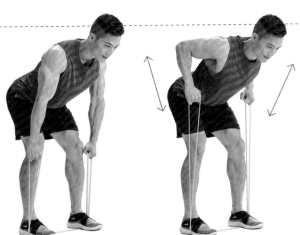

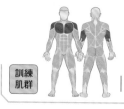

☆ 啞鈴胸推

訓練肌群 | 胸大肌 | 前三角肌 | 肱三頭肌 |

STEP_ 1

身體躺平、雙腿屈膝踩地，
雙手握住啞鈴。

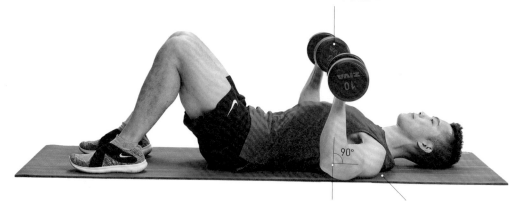

啞鈴位置在胸部上

90°

放下時手肘
呈 90 度

肩膀下壓

STEP_ 2

手臂伸直，將啞鈴往上舉，再往下放。
吸氣時下、吐氣時上，重複動作。

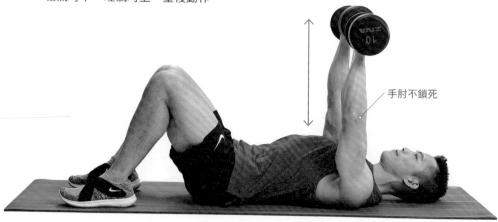

手肘不鎖死

啞鈴肩上推

訓練肌群 | 三角肌 | 肱三頭肌

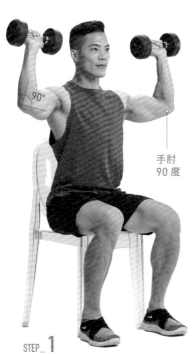

手肘 90度

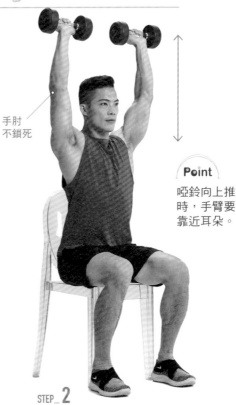

手肘 不鎖死

Point
啞鈴向上推時，手臂要靠近耳朵。

STEP_ 1

坐姿，雙腳打開與肩同寬，雙手屈肘90度，舉起啞鈴至肩上。

STEP_ 2

雙手伸直，將啞鈴向上推，再回到1；吸氣時下、吐氣時上，重複動作。

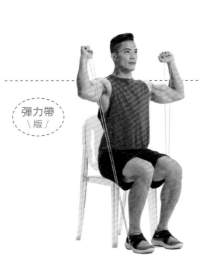

彈力帶版

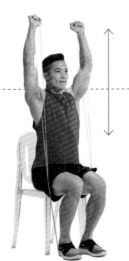

Point
練習時，核心要同時收緊，身體不要前後晃動。

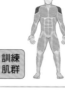

啞鈴飛鳥

| 訓練肌群 | **側三角肌** |

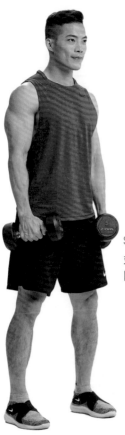

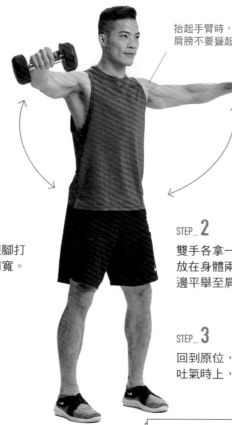

抬起手臂時，肩膀不要聳起

STEP_ 1
站姿，雙腳打開與肩同寬。

STEP_ 2
雙手各拿一個啞鈴，放在身體兩側，向兩邊平舉至肩膀高度。

STEP_ 3
回到原位，吸氣時下、吐氣時上，重複動作。

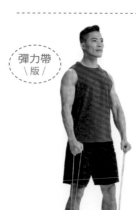

彈力帶 \版/

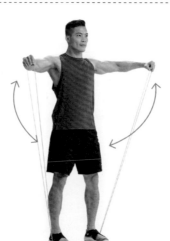

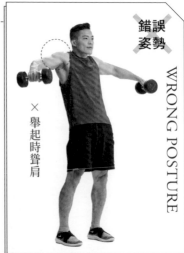

錯誤姿勢 WRONG POSTURE

× 舉起時聳肩

啞鈴後飛鳥

訓練肌群 | 後三角肌 |

STEP_ 1

站姿，雙腳打開與肩同寬，
身體往前傾斜45度。

背部打直

肩膀不可聳肩

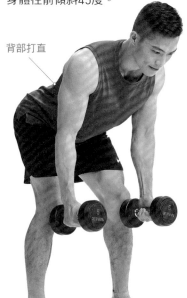

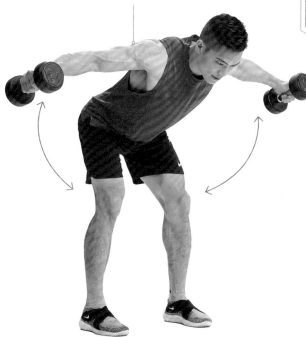

STEP_ 2

雙手拿啞鈴，
放在身體前側。

STEP_ 3

雙手舉起至水平，再回到原位；
吸氣時下、吐氣時上，重複動作。

彈力帶
\ 版 /

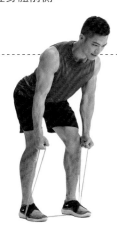

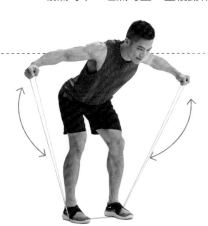

啞鈴二頭彎舉

訓練肌群 | 肱二頭肌 |

★ 30秒，12～15下 ★

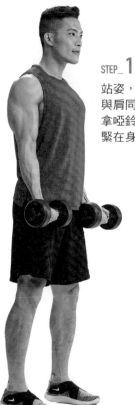

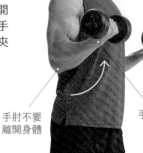

STEP_ **1**
站姿，雙腳打開與肩同寬。雙手拿啞鈴，手臂夾緊在身側。

手肘不要離開身體

手腕要扣緊

STEP_ **2**
上臂不動，手肘彎曲往上，吸氣時下、吐氣時上，重複動作。

彈力帶
\ 版 /

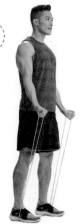

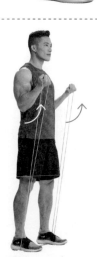

錯誤姿勢

× 舉起時挺腰

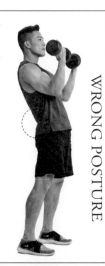

WRONG POSTURE

啞鈴三頭伸張

| 訓練肌群 |

| 肱三頭肌 |

STEP_ 1

站姿，雙腳打開與肩同寬；背部打直，
身體向前傾45度，雙手拿啞鈴。

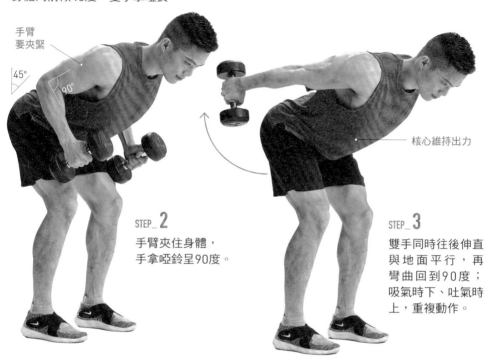

手臂
要夾緊

45°

90°

核心維持出力

STEP_ 2

手臂夾住身體，
手拿啞鈴呈90度。

STEP_ 3

雙手同時往後伸直
與地面平行，再
彎曲回到90度；
吸氣時下、吐氣時
上，重複動作。

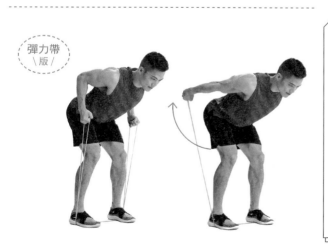

彈力帶
版

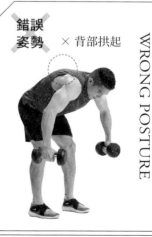

錯誤姿勢 ✕ 背部拱起

WRONG POSTURE

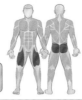

☆ 原地屈蹲

訓練肌群

| 臀大肌 | 股四頭肌 |

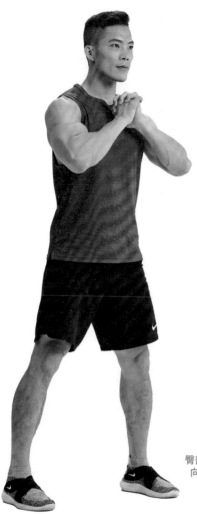

STEP_ 1

站姿，雙腳打開與肩同寬，
膝蓋要與腳尖對齊。

STEP_ 2

下蹲、膝蓋彎曲至90度，再起身回到1。

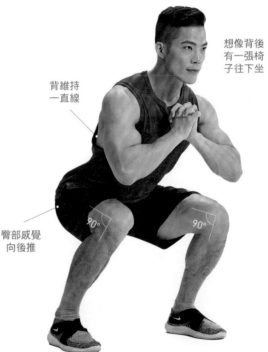

想像背後
有一張椅
子往下坐

背維持
一直線

臀部感覺
向後推

90°   90°

Point

下蹲起身的速度不求快，
保持穩定。

STEP_ 3

吸氣時下、吐氣時上，重複動作。

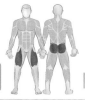

☆ 負重屈蹲

訓練肌群 | 臀大肌 | 股四頭肌 |

STEP_ **1**

站姿，雙腳打開與肩同寬，膝蓋要與腳尖對齊。

STEP_ **2**

雙手持一個啞鈴，放在胸前的位置；下蹲，膝蓋彎曲至90度，再回到原位。

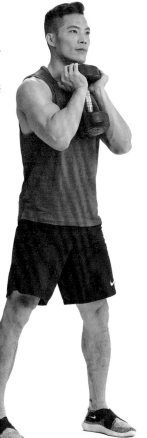

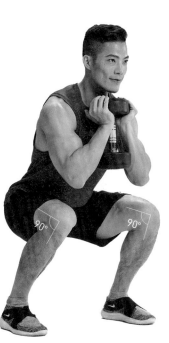

Point

負重屈蹲是原地屈蹲的加強版，須注意的地方和屈蹲相同，向上時膝蓋不要鎖死。

90° 90°

STEP_ **3**

吸氣時下、吐氣時上，重複動作。

彈力帶\版/

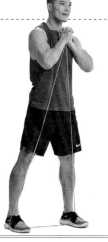

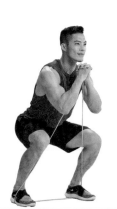

負重屈蹲也可以使用彈力帶進行，都是利用阻力達到鍛鍊的效果。

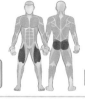

原地弓箭步

訓練肌群 ｜ 臀大肌 ｜ 股四頭肌 ｜

STEP_ **1**

前腳90度、後腳90度，
雙手叉腰保持重心，
跪姿預備。

STEP_ **2**

前腳的膝蓋腳
尖對齊、腳掌
踩穩，後腳掌
前側踩地。

STEP_ **3**

雙腿用力向上推起身體，
膝蓋伸直不鎖死，
再回到1。

STEP_ **4**

吸氣時下、吐氣時上，
重複動作。

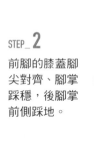

膝蓋不跪地

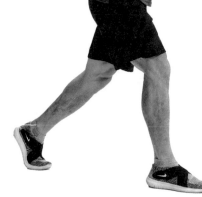

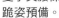

啞鈴版

▶▶ 原地弓箭步
也可以利用啞
鈴負重或使用
彈力帶，增加
訓練的難度。

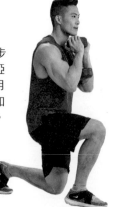

【變化版】

交換後弓箭步

▶▶ 從站姿開始，雙腳
打開與肩同寬，雙手
交握胸前；右腳往後
跨一步，雙腳屈膝90
度下蹲成弓箭步後再
起身，換邊進行。

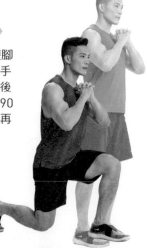

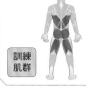

啞鈴 直膝硬舉

訓練肌群

| 臀大肌 | 股二頭肌 | 下背肌群 |

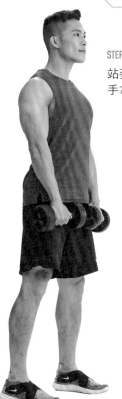

STEP_ 1

站姿，雙腳打開與肩同寬，
手拿啞鈴置於身體前側。

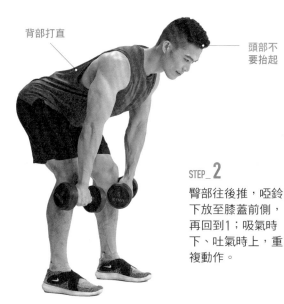

背部打直

頭部不
要抬起

STEP_ 2

臀部往後推，啞鈴
下放至膝蓋前側，
再回到1；吸氣時
下、吐氣時上，重
複動作。

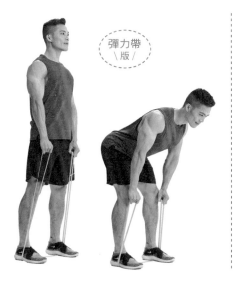

彈力帶
\ 版 /

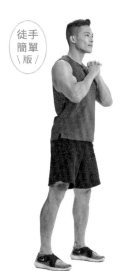

徒手
簡單
\ 版 /

▶▶ 如果覺得拿啞鈴的負
擔太大，也可以先從徒
手開始。注意事項和啞
鈴版相同，動作時把意
識集中到訓練肌群上。

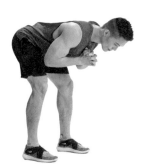

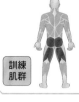

☆ 單腳折彎

| 訓練肌群 | 股二頭肌 | 臀大肌 |

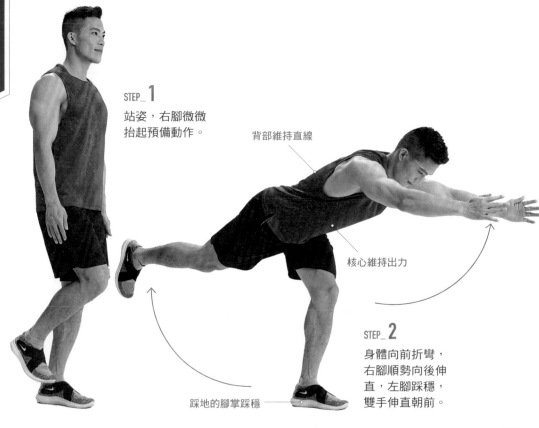

STEP_ 1

站姿，右腳微微抬起預備動作。

背部維持直線

核心維持出力

STEP_ 2

身體向前折彎，右腳順勢向後伸直，左腳踩穩，雙手伸直朝前。

踩地的腳掌踩穩

STEP_ 3

回到1，吸氣時下、吐氣時上，換邊重複動作。

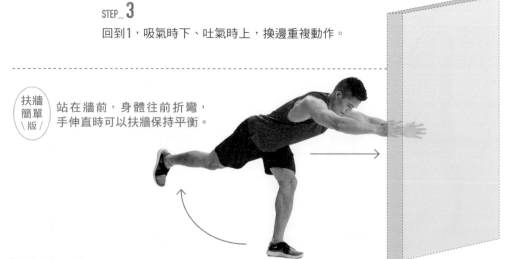

扶牆簡單版

站在牆前，身體往前折彎，手伸直時可以扶牆保持平衡。

負重單腳折彎

| 訓練肌群 | 股二頭肌 | 臀大肌 |

STEP_ **1**

站姿，右腳微微抬起，
手拿啞鈴預備動作。

STEP_ **2**

身體向前折彎，右腳順勢
向後伸直，左腳踩穩，
啞鈴下放至膝蓋前側。

背部維持直線

核心維持出力

踩地的腳掌踩穩

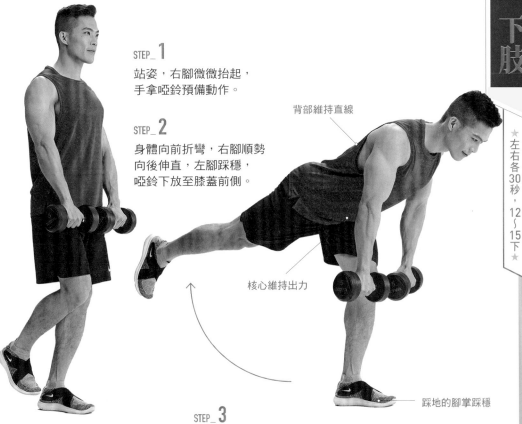

STEP_ **3**

回到到1，吸氣時下、吐氣時上，換邊重複動作。

彈力帶
版

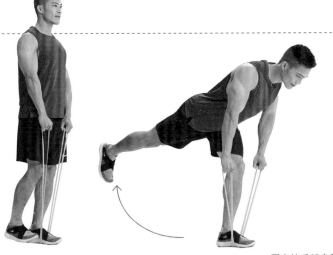

★ 屈蹲跳

| 訓練肌群 | 臀大肌 | 股四頭肌 |

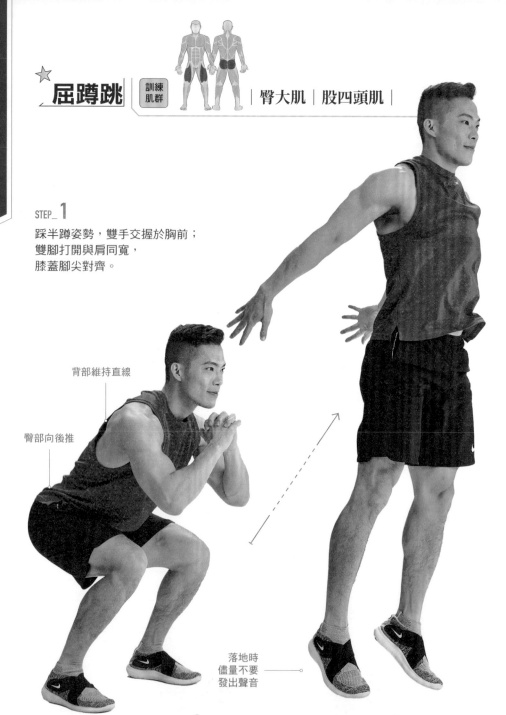

STEP_ 1

踩半蹲姿勢，雙手交握於胸前；
雙腳打開與肩同寬，
膝蓋腳尖對齊。

背部維持直線

臀部向後推

落地時
儘量不要
發出聲音

STEP_ 2

腳掌踩穩，向上跳躍，手臂順勢往
後擺動；落地時，身體回到1。

STEP_ 3

吸氣時下、吐氣時上，
重複動作。

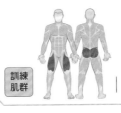

螃蟹側走

訓練肌群 | 臀大肌 | 股四頭肌

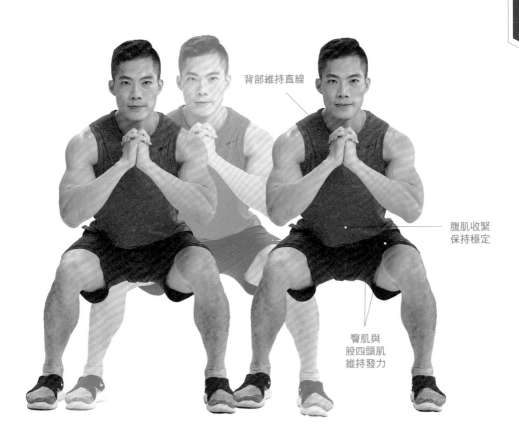

背部維持直線

腹肌收緊
保持穩定

臀肌與
股四頭肌
維持發力

STEP_ **1**
踩半蹲姿勢，雙腳打開與肩同寬，
膝蓋腳尖對齊。

STEP_ **2**
雙手交握在胸前保持平衡，往左側走3步，
再往右側走3步，重複動作。

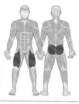

★ 側弓箭步

訓練肌群 | 臀大肌 | 股四頭肌 |

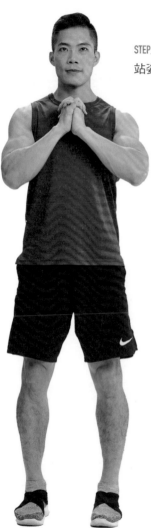

STEP_ 1

站姿，雙手交握胸前。

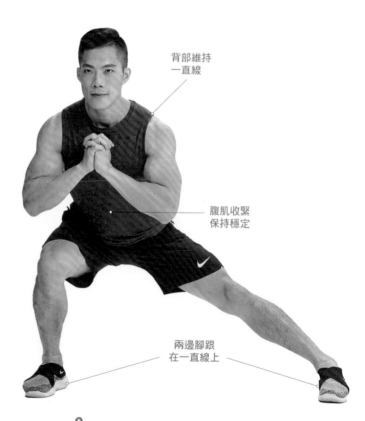

背部維持
一直線

腹肌收緊
保持穩定

兩邊腳跟
在一直線上

Point

側弓箭步是弓箭步
的變化版，改以側
向跨步，著重在下
肢穩定的訓練。

STEP_ 2

右腳往右踩一大步屈膝，
同時左腳伸直，臀部向後推。

STEP_ 3

吸氣下、吐氣上，換邊重複動作。

後交叉弓箭步

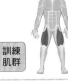

訓練肌群 | 臀大肌 | 股四頭肌

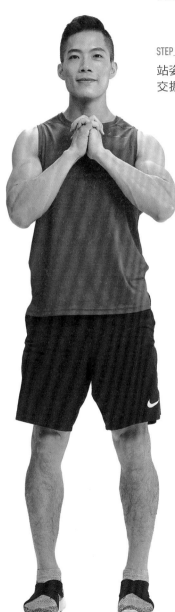

STEP_ 1

站姿，雙手交握胸前。

STEP_ 2

右腳往左後交叉踩一步，腳尖點地，下蹲。

Point

後交叉弓箭步是弓箭步的變化版之一，同樣著重在下肢穩定的訓練。

腹肌收緊保持穩定

臀肌和股四頭肌維持發力

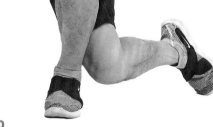

STEP_ 3

回到1，換邊交叉踩地；吸氣時下、吐氣時上，重複動作。

腿前側伸展

伸展肌群 ｜股四頭肌｜

★左右各20秒★

背部挺直

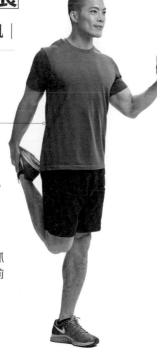

STEP_1

站姿，左手扶住牆壁。

STEP_2

右腳往後勾起，右手抓住右腳踝，感覺大腿前側肌肉伸展後換邊。

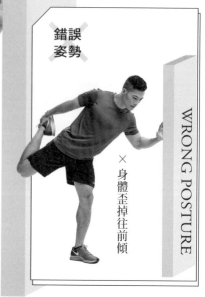

錯誤姿勢

× 身體歪掉往前傾

WRONG POSTURE

腿後側伸展

伸展肌群 ｜股二頭肌｜

★左右各20秒★

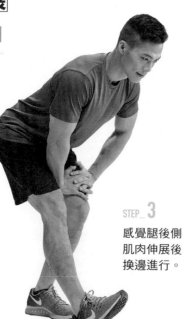

STEP_1

站姿，身體往前傾，背部維持直線。

STEP_2

前腳伸直、腳尖勾起，後腳屈膝，雙手掌放在後腳膝蓋上方。

STEP_3

感覺腿後側肌肉伸展後換邊進行。

Point

利用身體傾斜的角度，感受大腿後側肌肉拉長，腳尖勾起可以加強伸展的感受。

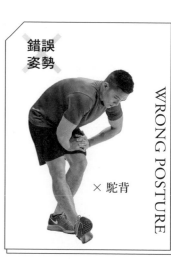

錯誤姿勢

× 駝背

WRONG POSTURE

☆ 臀大肌伸展

| 伸展肌群 | 臀大肌 |

◇ 左右各20秒 ◇

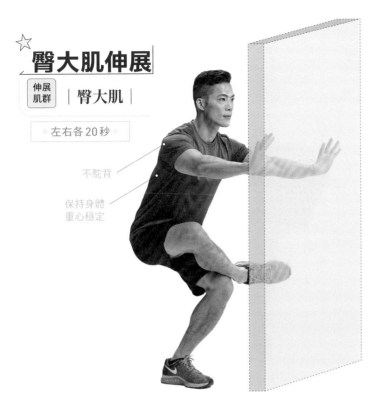

不駝背

保持身體
重心穩定

STEP_ 1

面向牆壁，雙手扶住
牆保持身體平衡。

STEP_ 2

右腿盤腿在左膝上，
左腿屈膝、臀部向後
推。

STEP_ 3

感覺右邊臀肌伸展後
換邊。

☆ 小腿伸展

| 伸展肌群 | 腓腸肌 |

◇ 左右各20秒 ◇

背部維
持直線

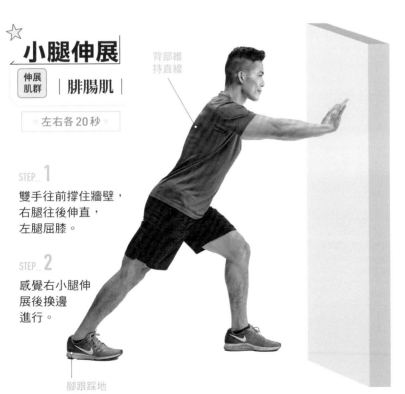

STEP_ 1

雙手往前撐住牆壁，
右腿往後伸直，
左腿屈膝。

STEP_ 2

感覺右小腿伸
展後換邊
進行。

腳跟踩地

浩克教練小叮嚀

不論是日常走
路、跑步或站
立，經常會使
用小腿肌肉，
而健身時針對
下肢訓練的動
作也會運用到
小腿肌肉，因
此須做好伸展
以舒緩緊繃的
肌肉。

下背部伸展

| 伸展肌群 | 下背部肌群 | ★ 20秒 ★ |

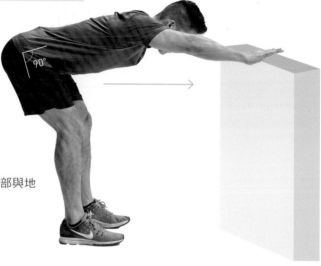

STEP_ 1

站姿，雙腳打開與肩同寬。

STEP_ 2

上半身往前彎，呈90度，
雙手扶或抓住固定物。

STEP_ 3

感覺臀部往後延伸、注意背部與地
面平行，感受下背的伸展。

90°

浩克教練小叮嚀

下背部伸展可以舒緩支撐脊椎的肌肉，尤其健身後、經常久坐辦公室
的上班族背部肌肉常感緊繃，這個伸展動作對於消除疲勞很有幫助。

上背部伸展

| 伸展肌群 | 上背部肌群 |

★ 20秒 ★

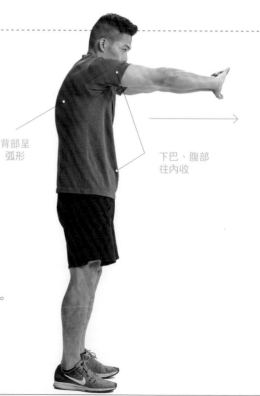

背部呈
弧形

下巴、腹部
往內收

STEP_ 1

站姿，雙手往前舉起與肩同高，
手掌朝外交叉。

STEP_ 2

手掌向前延伸，感覺上背部伸展。

☆ 肱三頭肌伸展

| 伸展肌群 | 肱三頭肌 |

　　左右各20秒　

STEP_ 1

站姿，右手舉起彎曲在頭後，手臂貼至耳朵。

STEP_ 2

左手扶住右手肘，向後推，感覺右手臂肱三頭肌伸展後換邊。

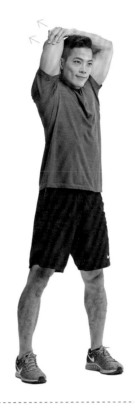

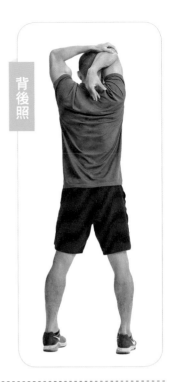

背後照

☆ 肱二頭肌伸展

| 伸展肌群 | 肱二頭肌 |

　　兩面各20秒　

STEP_ 1

站姿，雙手往左右兩側打開，與地面平行。

STEP_ 2

雙手掌心向前，兩邊手臂往內轉；回到1，換往外轉。

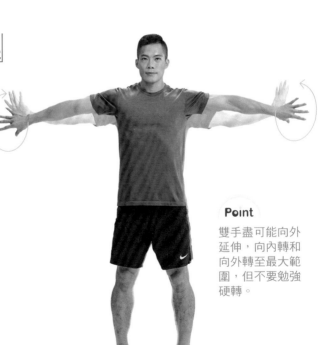

Point

雙手盡可能向外延伸，向內轉和向外轉至最大範圍，但不要勉強硬轉。

★ 肱橈肌伸展

| 伸展肌群 | 肱橈肌 |

★左右各20秒★

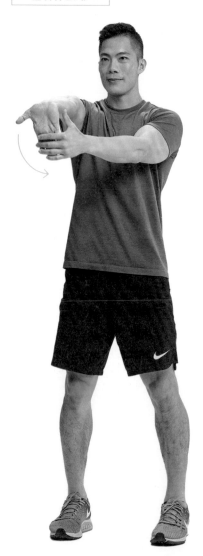

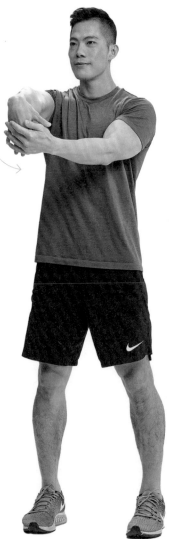

Point

在伸展肱橈肌時，不要太用力按壓，以免手腕壓力過大受傷。

STEP_ **1**

站姿，右手往前伸直，指尖朝下、掌心朝外，左手輕壓住右手掌向後伸展。

STEP_ **2**

換掌心朝內，左手一樣輕壓右手掌，結束後換邊。

斜方肌伸展

| 伸展肌群 | 斜方肌 |

⭐ 左右各 20 秒 ⭐

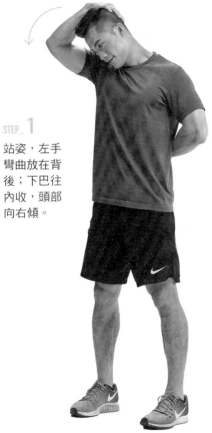

STEP_1

站姿，左手彎曲放在背後；下巴往內收，頭部向右傾。

STEP_2

右手舉起過頭，輕壓頭部左側，慢慢下壓，讓下巴靠近鎖骨。結束後換邊。

🔊 **浩克教練小叮嚀**

坐辦公室的上班族因為脖子經常往前傾，容易造成斜方肌緊繃，這個伸展動作可以有效舒緩頸部；伸展時避免過度用力按壓，應放慢速度伸展至舒適的角度。

三角肌伸展

| 伸展肌群 | 三角肌 |

⭐ 左右各 20 秒 ⭐

STEP_1

站姿，右手舉起橫過胸前朝向左邊。

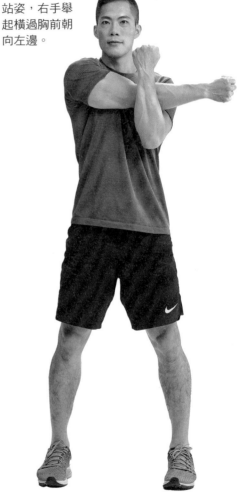

STEP_2

左手屈肘，由外往內將右手臂朝自己推，感覺右邊三角肌的伸展；結束後換邊。

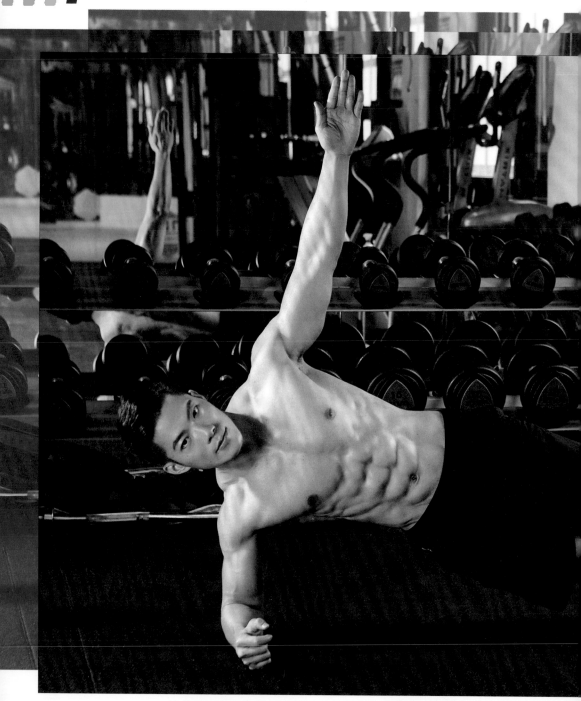

PART THREE

HIGH-INTENSITY / INTERVAL /

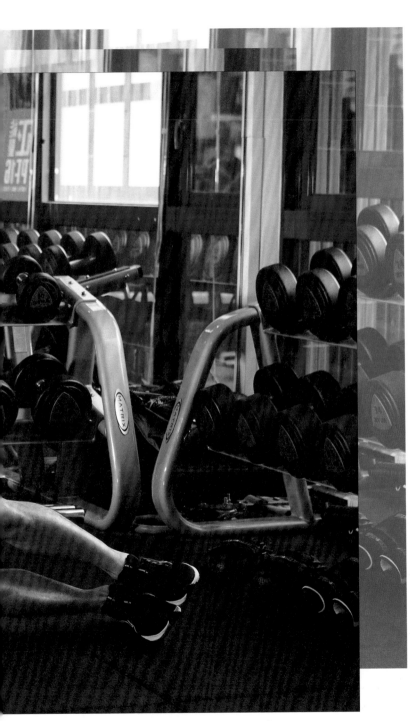

三階段 HIIT 高強度間歇訓練

TRAINING

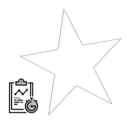

建立身體的
高效燃脂力

HIIT是高強度間歇訓練（High Intense Interval Training）的縮寫，指的是在短時間內利用高強度運動搭配極短的休息時間，提高消耗熱量的能力。我常以開車比喻，健身者就像駕駛一樣，開車時將油門踩到底，提升汽車消耗汽油的能力，健身時也是如此，在短時間內透過反覆高強度的訓練與休息，提升身體燃脂能力。

運動結束後，
還能持續燃脂的驚人效應

每一次的運動訓練結束後，身體仍會持續燃燒脂肪，這個現象稱為「後燃效應」，也就是「運動後額外耗氧」（EPOC），它受運動強度影響，當運動強度越高，運動後額外耗氧能力也會更好，而HIIT正是使用高強度運動訓練，當訓練結束時，身體仍會持續燃燒熱量、消耗氧

氣，達到燃脂效果，好比火烤的木炭，在還沒用水澆熄時，木炭上仍有餘溫會持續燃燒。

　　在進行HIIT的訓練課表時，身體需要耗費相當大的能量，建議每次訓練間隔要留二十四～四十八小時，讓身體有充足休息，幫助修補肌肉與補充能量來源，中間的間隔時間也可以進行低強度的運動，例如：慢跑、騎單車等，讓身體不會過於疲乏，但仍持續動起來。

　　另外也要提醒大家，由於HIIT屬於高強度運動訓練，因此高齡者、心臟病、代謝疾病、肺部疾病、高血壓、糖尿病或過於肥胖者等等，不建議直接進行，建議尋求醫師或專業意見後並調整運動菜單，再開始運動喔！

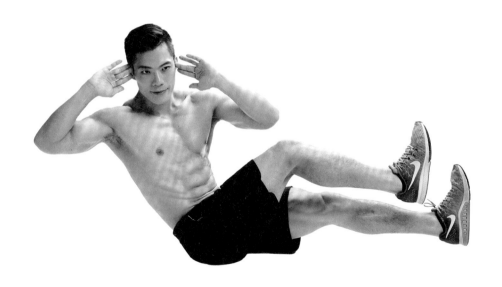

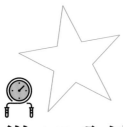

從15分鐘開始，
打造最棒的自己

　　HIIT的訓練時間通常不會太長，在書中我以一次訓練時間15分鐘做為基準，每週三次。現代人常因為工作忙碌、家庭繁忙，以至於沒有足夠時間可以運動，而HIIT有短時間、高強度訓練的特點，想要開始健身的朋友可以先從每次15分鐘開始，先讓身體動起來，爾後有體力與時間再拉長訓練時間。

　　進行HIIT時，要依據自己的體能狀況選擇適合的強度，健身初學者或是沒有運動習慣的人，建議從「新手入門組」或是「中進階訓練」開始，當動作越來越熟練、掌控身體的能力越來越好，再挑戰「高爆汗鍛鍊」的組合。

　　當你習慣了15~20分鐘的HIIT訓練後，可以試著把動作時間拉長、組數增加，進行30分鐘以上的心肺間歇訓練，或是45分鐘以上的高耐力間歇訓練，無論是哪一種類別，都可以依自己當下的狀況，選擇不同的難度來做。

以上每個階段的組合，都以前一章的四大訓練做為基礎架構，包括心肺、核心、下肢、上肢訓練，每組都是四個動作，以徒手訓練為主，在家中，只要有一張瑜伽墊，還有想要開始的心情，隨時隨地都可以開始運動！

每個類別都有十組訓練，從編號1到10，挑戰程度也會漸漸提高；評估自己目前的肌力和體力狀態，選擇有感但不勉強的組合與訓練時間，循序漸進打造更好的體態。

三階段 HIIT 訓練菜單組合原則

難度 ＼ 類別	HIIT 高效訓練	心肺間歇訓練	高耐力間歇訓練
〔A〕新手入門組	15 分鐘：4 組	30 分鐘：8 組	45 分鐘：12 組
	每組 4 個動作、各做 20 秒、休息 20 秒，每組做完休息 1 分鐘		
〔B〕中進階訓練	15 分鐘：3 組	30 分鐘：6 組	45 分鐘：9 組
	每組 4 個動作、各做 30 秒、休息 30 秒，每組做完休息 1 分鐘		
〔C〕高爆汗鍛練	15 分鐘：3 組	30 分鐘：6 組	45 分鐘：9 組
	每組 4 個動作、各做 45 秒、休息 15 秒，每組做完休息 1 分鐘		

組合 1-A 心肺

★ 簡單版開合跳

心肺
開合跳
P.073

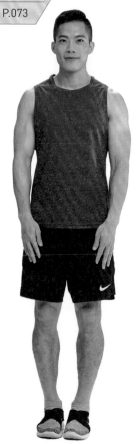

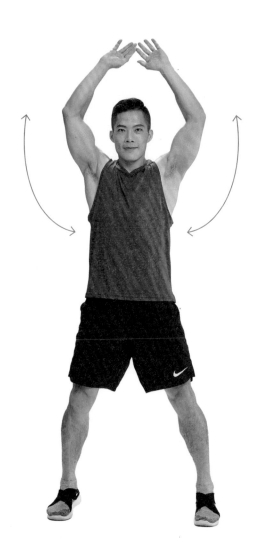

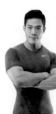

如果膝蓋不舒服、或是剛開始的健身新手覺得太吃力，同樣可以改為初階版的「往左右踏步」喔！

浩克教練小叮嚀

往左右踏步對於剛開始運動健身的人來說，就已經很能達到啟動心肺的效果，同時又對膝關節較為友善。不要和別人比較能做到什麼動作，用適合自己目前身體狀況的動作，一步一步感受體能的進步！

跪姿肘撐平板

核心
肘撐平板
簡單版

P.082

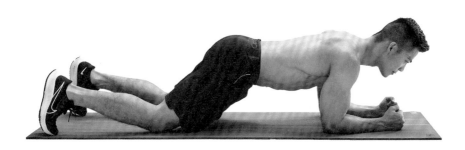

覺得跪姿平板還算輕
鬆的人，可以直接進
行肘撐平板。

Good!

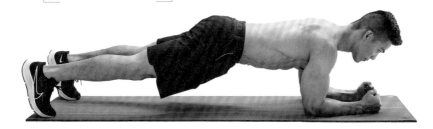

組合 1-C 上肢
★ 靠牆舉手

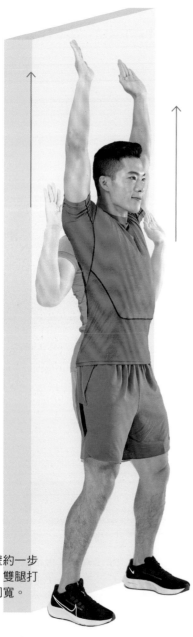

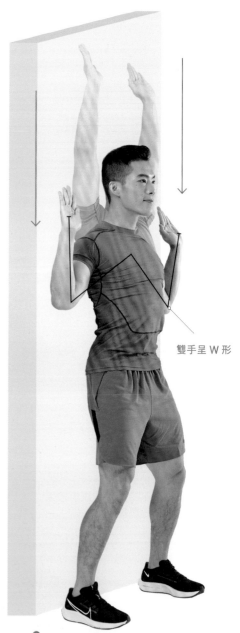

雙手呈 W 形

STEP_1

背對牆壁約一步
的距離,雙腿打
開與肩同寬。

STEP_2

身體往後,將整個背部穩穩靠在牆上。

STEP_3

雙手往上舉起,手肘和手背貼牆,
慢慢往下讓手肘到腰側。

STEP_4

雙手吸氣時下、吐氣時上,重複動作。

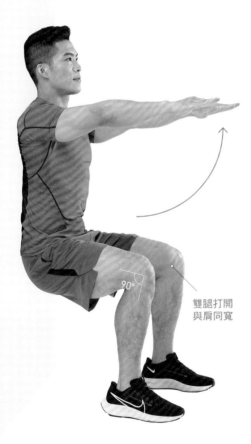

雙腿打開
與肩同寬

90°

STEP_ **1**

背對牆壁約一個跨步的距離，
將背部往後貼在牆上，雙腿屈
膝呈坐姿。

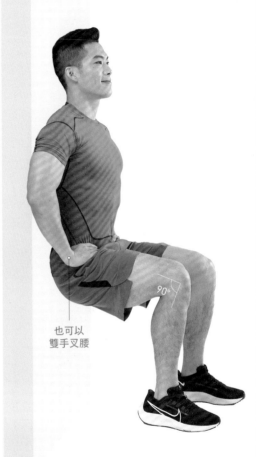

也可以
雙手叉腰

90°

STEP_ **2**

膝蓋呈90度，維持20~30秒。

組合 2-A 心肺

★ 簡單版抬腿跑

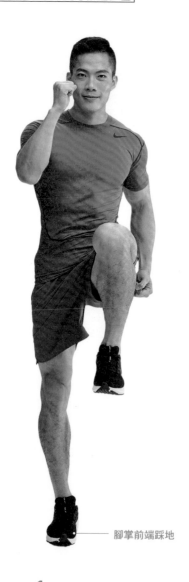 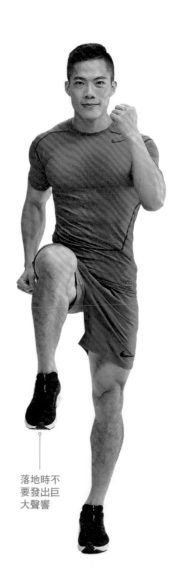

腳掌前端踩地

落地時不
要發出巨
大聲響

STEP_ 1

站姿，手肘彎曲舉起，
預備跑步的姿勢。

STEP_ 2

開始原地小幅度的抬腿跑動。

躺姿對稱伸張

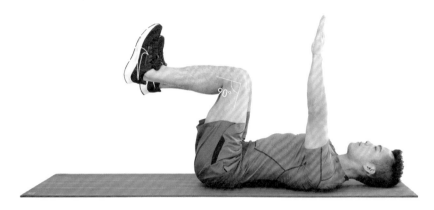

STEP_ 1

仰躺姿勢，下背貼緊地板；雙手往上伸直，雙腳屈膝抬起。

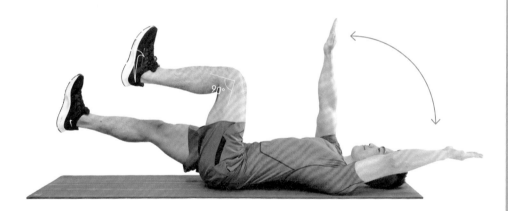

STEP_ 2

左手向後伸直越過頭頂、右腳伸直後，回到1，接著換對側手腳進行。

浩克教練小叮嚀

這個動作不僅訓練到活動度，對於核心
鍛鍊也有幫助，在手腳對稱活動的時候，
核心要一直保持有力。

組合 2-C 核心＋上肢

舉手超人

STEP_ 1

身體呈趴姿，雙手和雙腿同時伸直抬起。

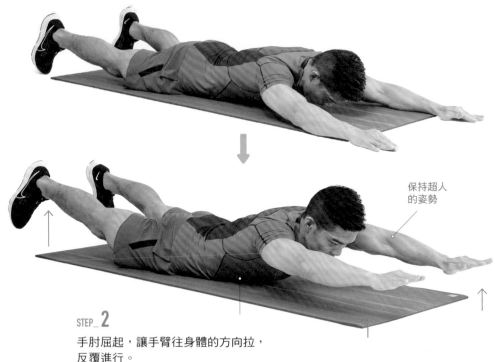

保持超人
的姿勢

STEP_ 2

手肘屈起，讓手臂往身體的方向拉，
反覆進行。

核心出力

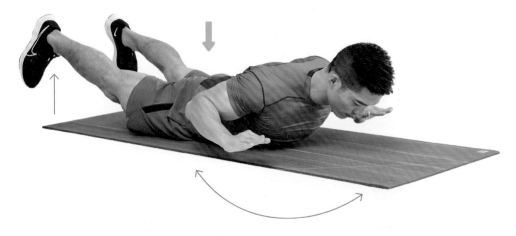

超人式

▶▶ 如果覺得加上手的動作太吃力，可以調整成基本版的超人式，
手腳舉起，維持30秒，過程中保持核心出力。

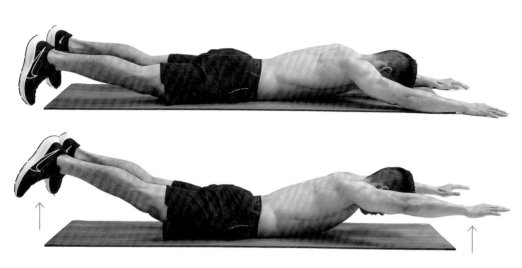

☆ **組合2-D下肢**

屈蹲

下肢
屈蹲
P.102

有效鍛鍊臀大肌和股
四頭肌的熱門動作。
注意不要求快，而是
穩穩地、確實地把動
作做好。

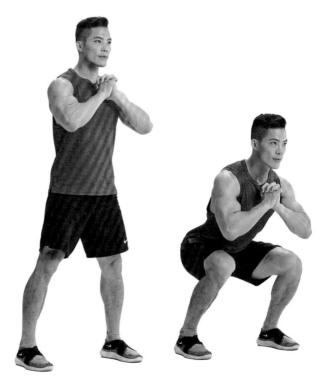

組合 3-A 心肺
水平轉跳

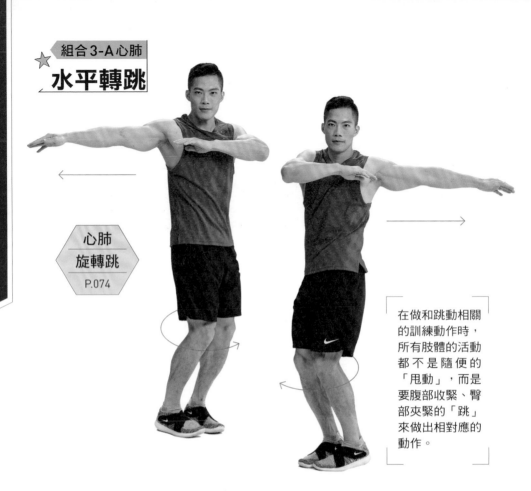

心肺
旋轉跳
P.074

在做和跳動相關的訓練動作時，所有肢體的活動都不是隨便的「甩動」，而是要腹部收緊、臀部夾緊的「跳」來做出相對應的動作。

組合 3-B 核心
跪姿對稱伸張

STEP_ 1

四足跪姿，雙手手掌在肩膀下方，膝蓋在髖關節下方。

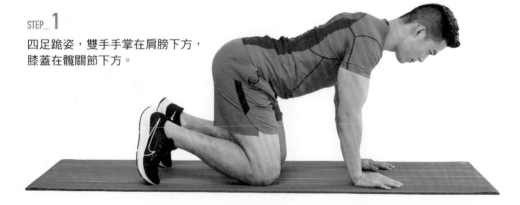

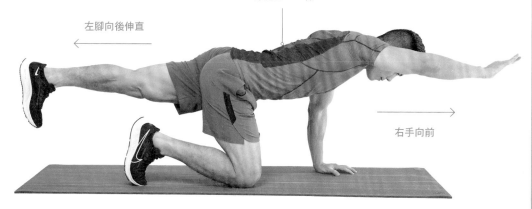

動作中，
身體呈一直線

左腳向後伸直

右手向前

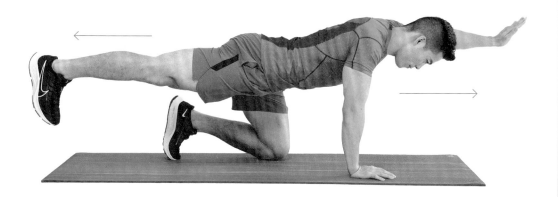

STEP_ **2**

右手向前、左腳向後伸直，回到1，接著換邊反覆進行。

組合3-C核心
手撐跨步

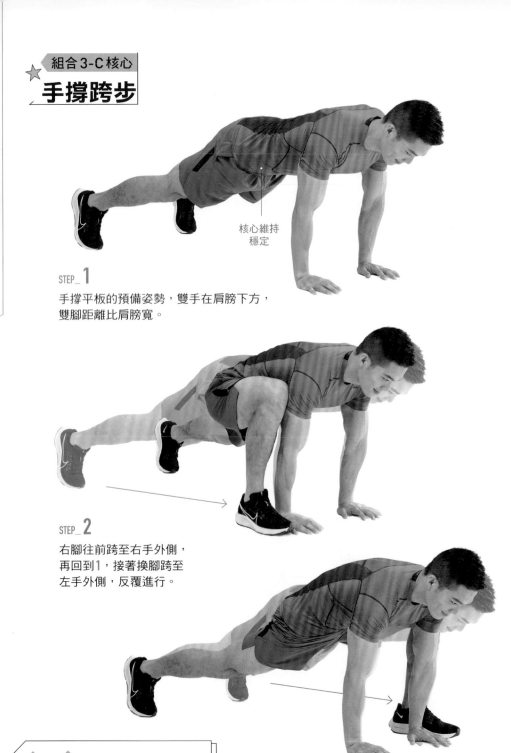

核心維持
穩定

STEP_ 1

手撐平板的預備姿勢，雙手在肩膀下方，
雙腳距離比肩膀寬。

STEP_ 2

右腳往前跨至右手外側，
再回到1，接著換腳跨至
左手外側，反覆進行。

錯誤
姿勢 ✕ 跨步時身體過度搖晃

T字單腳折彎

STEP_ 1

站姿,雙手自然
放在身側。

Point

這個動作會鍛鍊到大
腿後側的股二頭肌,
除了這個部位出力之
外,腳掌也要踩緊,
保持平衡。

輕輕握拳、拇指朝上

維持背部
一直線

STEP_ 2

身體向前折彎,同時右腳向後伸直,
左腳踩穩,雙手打開成T字。

STEP_ 3

回到1,換邊進行,
吸氣時下,吐氣時上。

組合 4-A 心肺
★ 出拳抬腿跑

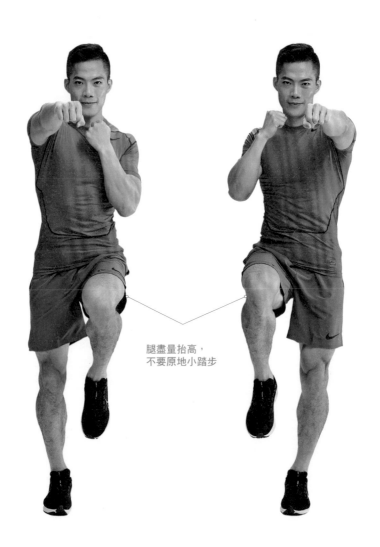

腿盡量抬高，
不要原地小踏步

STEP_ **1**

站姿開始，雙手舉至胸前，
準備出拳姿勢。

STEP_ **2**

開始原地抬腿跑，膝蓋抬高；
抬左腿時，右手伸直出拳，反
覆進行。

捲腹拍手

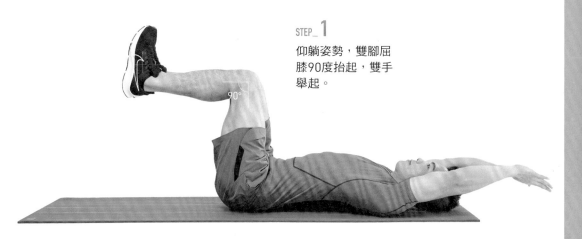

STEP_ **1**

仰躺姿勢,雙腳屈膝90度抬起,雙手舉起。

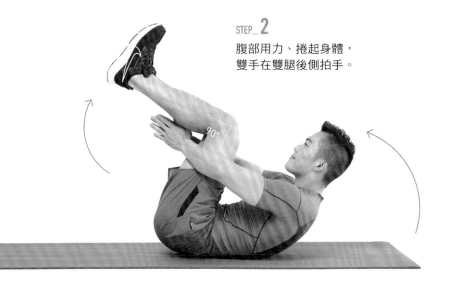

STEP_ **2**

腹部用力、捲起身體,雙手在雙腿後側拍手。

STEP_ **3**

吸氣時下、吐氣時上,重複動作。

組合4-C核心＋上肢
超人畫大圓

STEP_ 1

身體呈趴姿，雙手雙腿同時
伸直抬起（超人式動作）。

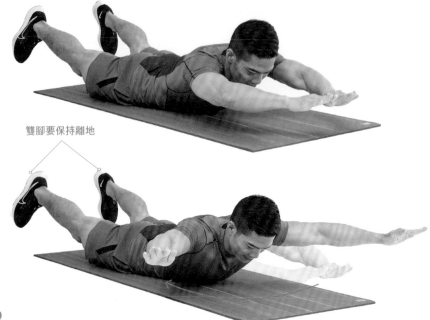

雙腳要保持離地

STEP_ 2

雙手畫大圓至身
側後，雙腳同時
勾起；回到1，
反覆進行。

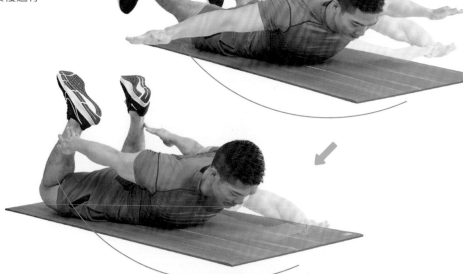

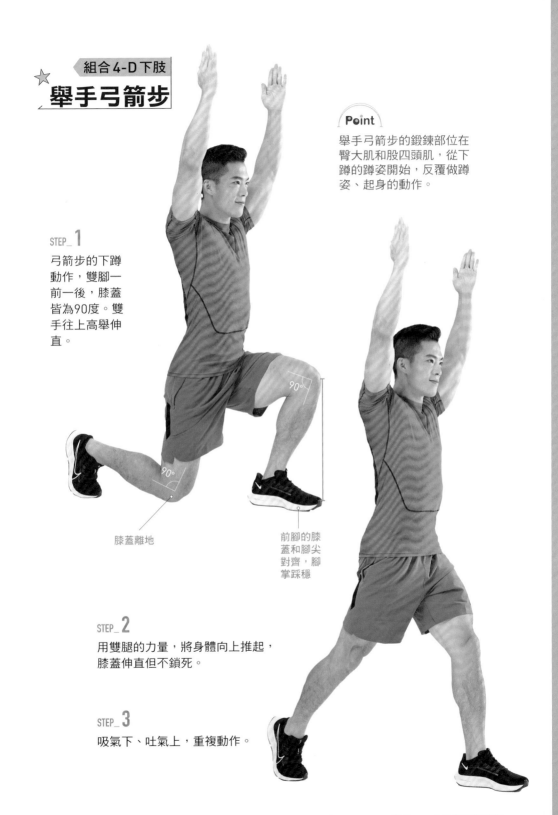

組合 4-D 下肢
舉手弓箭步

Point
舉手弓箭步的鍛鍊部位在
臀大肌和股四頭肌,從下
蹲的蹲姿開始,反覆做蹲
姿、起身的動作。

STEP_ **1**
弓箭步的下蹲
動作,雙腳一
前一後,膝蓋
皆為90度。雙
手往上高舉伸
直。

膝蓋離地

前腳的膝
蓋和腳尖
對齊,腳
掌踩穩

STEP_ **2**
用雙腿的力量,將身體向上推起,
膝蓋伸直但不鎖死。

STEP_ **3**
吸氣下、吐氣上,重複動作。

組合 5-A 心肺

舉手抬腿跑

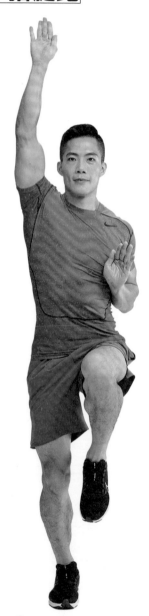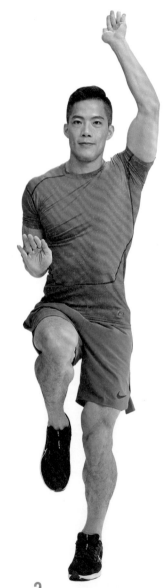

STEP_ **1**

站姿，跑步預備姿勢。

STEP_ **2**

抬腿跑，膝蓋要抬高，
同時左右手交互抬起。

跪姿肘撐側平板

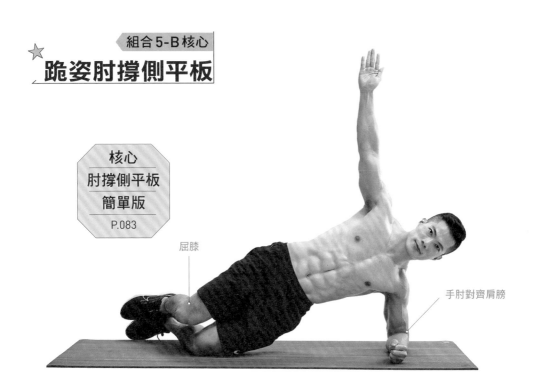

核心
肘撐側平板
簡單版
P.083

屈膝

手肘對齊肩膀

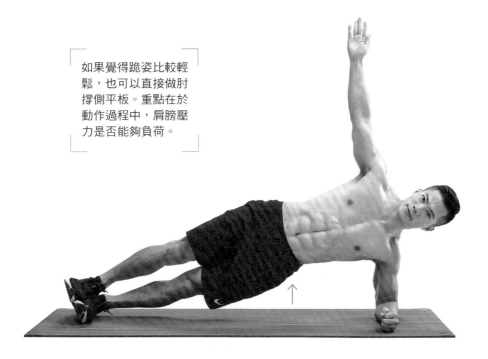

如果覺得跪姿比較輕
鬆,也可以直接做肘
撐側平板。重點在於
動作過程中,肩膀壓
力是否能夠負荷。

組合5-C核心
毛毛蟲出拳

Point

手掌撐地移動和左右出拳時，核心要出力，讓身體保持穩定。

STEP_ **1**

身體呈蹲姿，雙腿打開與肩同寬。

STEP_ **2**

雙手往前走至身體呈平板式，手掌撐在肩膀正下方。

STEP_ **3**

左右各出拳一次，再用手掌撐地往後走回到1，重複動作。

屈蹲交換抱膝

STEP_ **1**

站姿,雙腳打開與肩同寬,
注意膝蓋和腳尖對齊。

Point

和一般的屈蹲動作相
同,主要鍛鍊臀大肌
和股四頭肌。動作時
要感受這兩個部位的
肌群確實發力。

背部維持
一直線

屈膝 90 度

STEP_ **2**

臀部向後推,吸氣、
身體往下屈蹲。

STEP_ **3**

吐氣、起身站直,同時單腳抬起,用雙手抱膝;
回到2原位,換邊重複。

★ 組合 6-A 心肺
前後跨步

心肺
前後跨步
P.075

注意背部要挺
直、不駝背,
腳掌前段要確
實踩地後再換
另一腳。

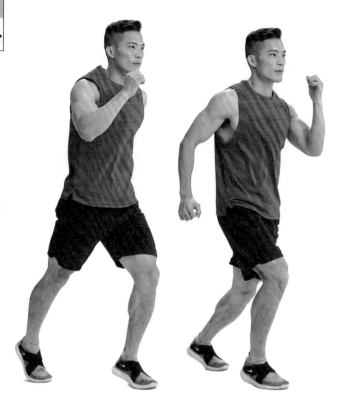

★ 組合 6-B 核心＋上肢
手撐平板划船

身體保持一直線

STEP_ 1

手撐平板式,手掌在肩膀下方、
雙腳打開比肩寬。

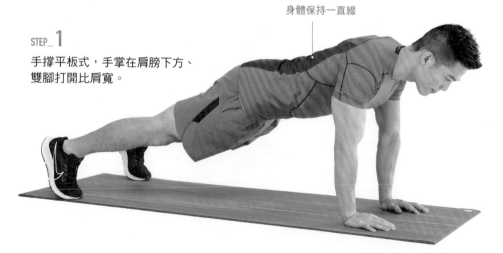

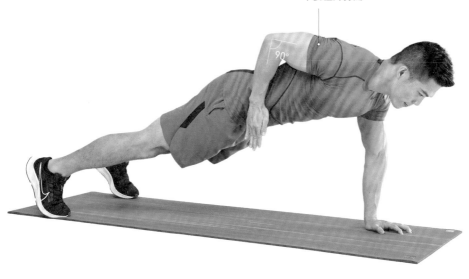

抬起時手臂夾緊，
不要往外打開

90°

STEP_ 2

手臂輪流抬起，做划船姿勢。過程中注意身體不要大幅搖晃。

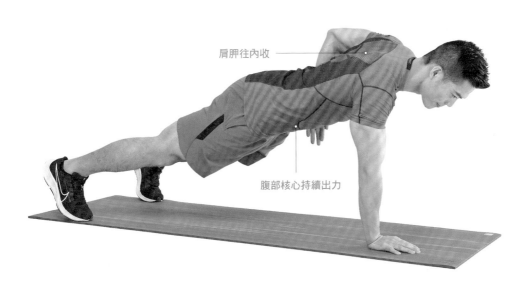

肩胛往內收

腹部核心持續出力

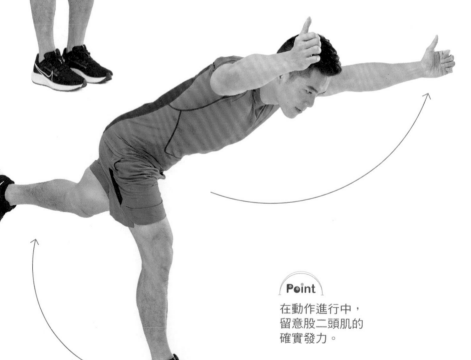

組合 6-C 下肢

Y字單腳折彎

STEP_1

站姿開始，雙手自然放在身體兩側。

STEP_2

吸氣，身體向前傾，雙手打開成Y字，左腳向後伸直，右腳踩穩。吐氣回到1，換邊重複進行。

Point

在動作進行中，留意股二頭肌的確實發力。

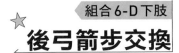

組合 6-D 下肢

後弓箭步交換

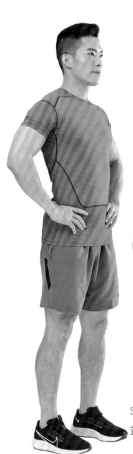

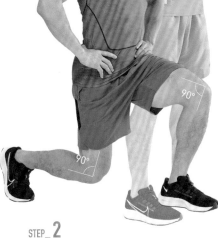

STEP_ **2**

單腿向後跨,讓姿勢呈弓箭步,
接著回到1,換邊重複動作。

STEP_ **1**

站姿,雙手叉腰預備。

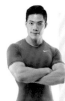

浩克教練小叮嚀

除了屈蹲之外,弓箭步也能同時鍛鍊
到臀大肌和股四頭肌,在動作編排中,
會出現很多弓箭步的變化姿勢,希望
能讓大家在健身時有不同的感覺。

組合 7-A 心肺
側移抬腿跑

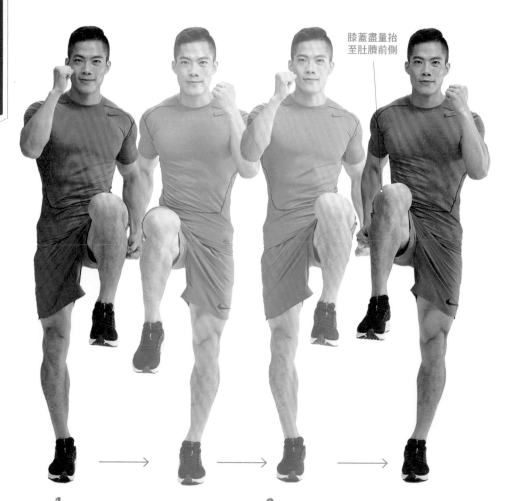

膝蓋盡量抬
至肚臍前側

STEP_ **1**

站姿，跑步姿勢預備。

STEP_ **2**

做抬腿跑動作，一邊抬腿，一邊往左移動，
接著往右移動。

肘撐平板抬腿

Point
不要為了刻意把腳抬高，導致身體大幅晃動。

STEP_1

肘撐平板的動作開始。

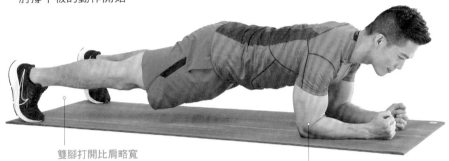

雙腳打開比肩略寬

手肘在肩膀下方

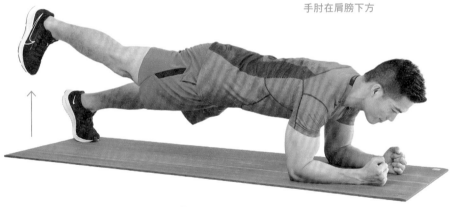

STEP_2

保持呼吸，雙腳輪流抬起。

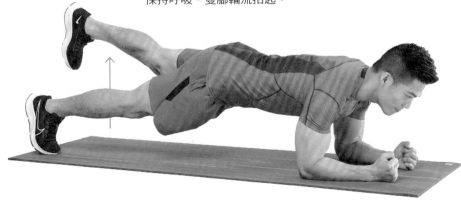

☆ 跪姿伏地挺身

STEP_ 1

雙手打開比肩膀寬，
雙腳打開，雙膝跪地。

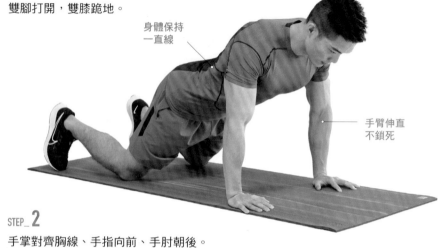

身體保持
一直線

手臂伸直
不鎖死

STEP_ 2

手掌對齊胸線、手指向前、手肘朝後。

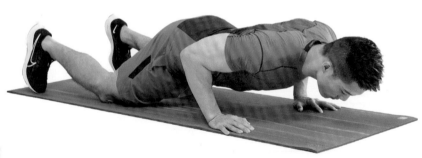

STEP_ 3

吸氣，將身體下放，胸口不碰地；吐氣，將身體向上推起，反覆進行。

浩克教練小叮嚀

跪姿伏地挺身是標準伏地挺身的簡單版，同樣會練到
胸大肌、前三角肌和肱三頭肌，身體下放時，一樣要
注意腹部和臀部夾緊，手肘呈 90 度。

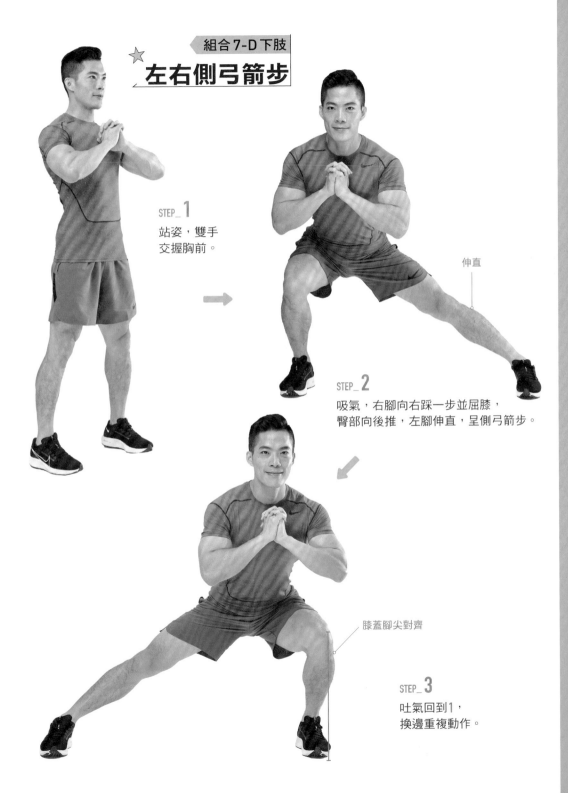

組合 7-D 下肢

左右側弓箭步

STEP_ 1

站姿，雙手
交握胸前。

伸直

STEP_ 2

吸氣，右腳向右踩一步並屈膝，
臀部向後推，左腳伸直，呈側弓箭步。

膝蓋腳尖對齊

STEP_ 3

吐氣回到1，
換邊重複動作。

組合 8-A 心肺
拍手開合跳

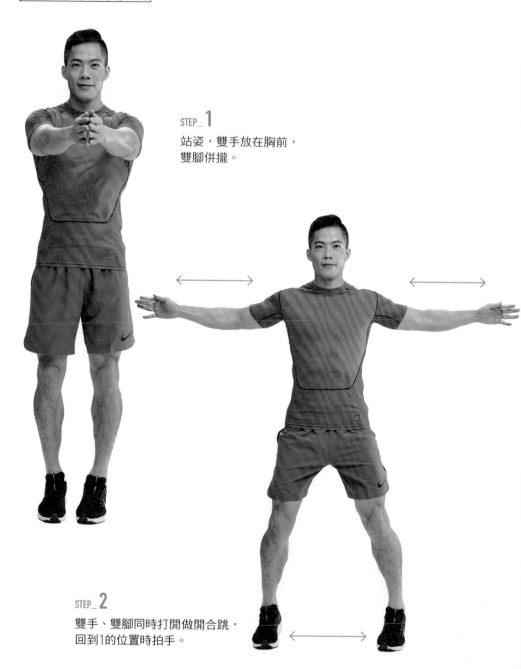

STEP_ 1

站姿，雙手放在胸前，
雙腳併攏。

STEP_ 2

雙手、雙腳同時打開做開合跳，
回到1的位置時拍手。

側平板上下活動

STEP_ 1

單邊側躺，手肘在肩膀下方，撐起身體，
雙腿直膝併攏。

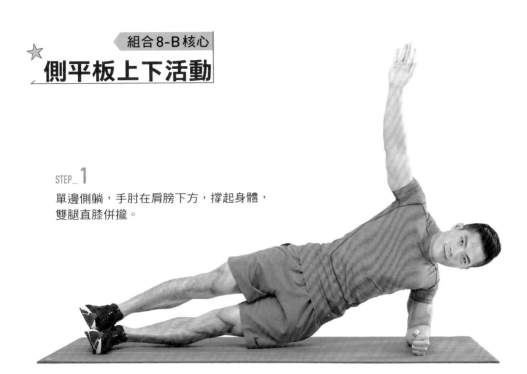

STEP_ 2

另一隻手往上舉起，臀部上下移動，
換邊重複動作。

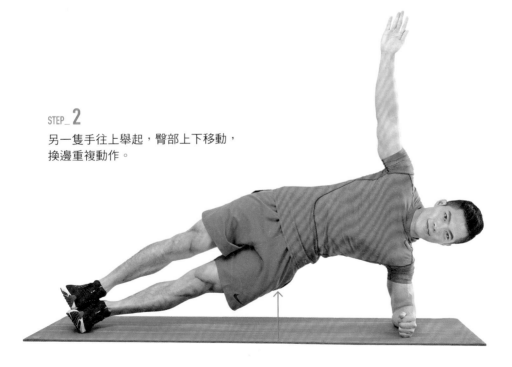

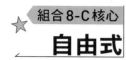
組合8-C核心
自由式

Point

動作過程中，雙腿不可以放下，
用核心的力量維持住。

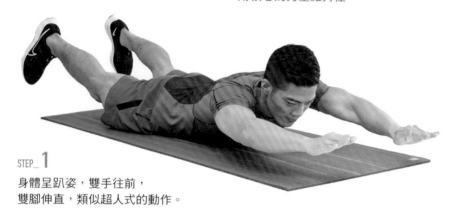

STEP_**1**

身體呈趴姿，雙手往前，
雙腳伸直，類似超人式的動作。

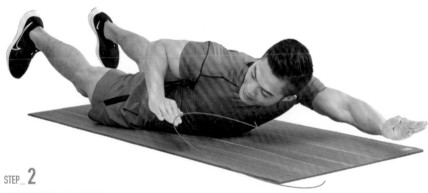

STEP_**2**

雙手模擬自由式動作，輪流划動。

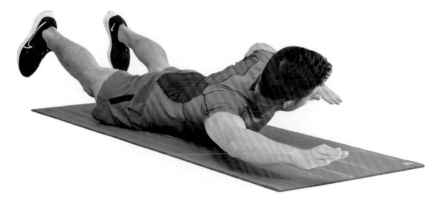

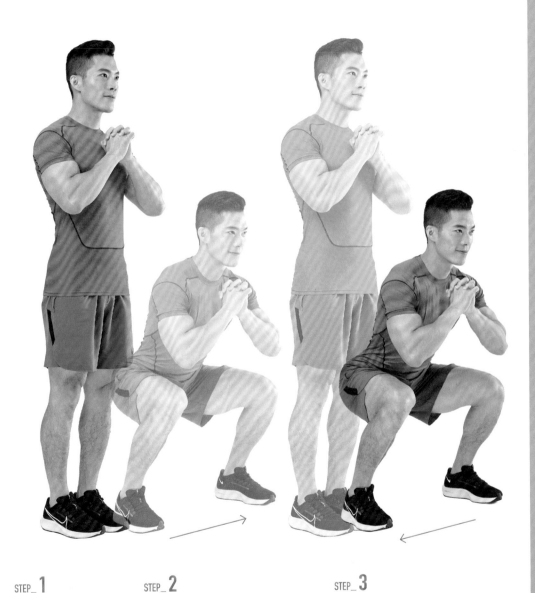

組合8-D 下肢
屈蹲側移

STEP_ **1**
站姿開始,雙手
交握胸前。

STEP_ **2**
左腳往左跨步,臀部往後推,
順勢下蹲來到屈蹲姿勢。

STEP_ **3**
起身回到1,換右腳往右
跨步屈蹲,反覆進行。

組合9-A心肺
左右跳

心肺
左右跳
P.080

跳動時，感覺是整個身體在移動，而非只有下半身左右移動。

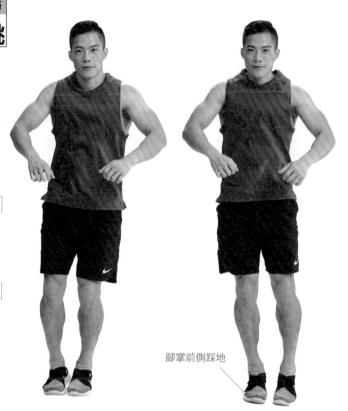

腳掌前側踩地

組合9-B核心
手撐平板前抬腿

身體保持一直線

STEP_ 1
身體呈手撐平板的動作，手掌在肩膀下方。

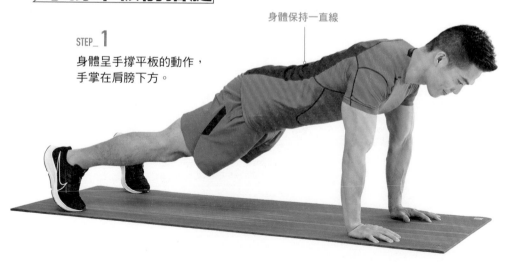

身體不要大幅晃動

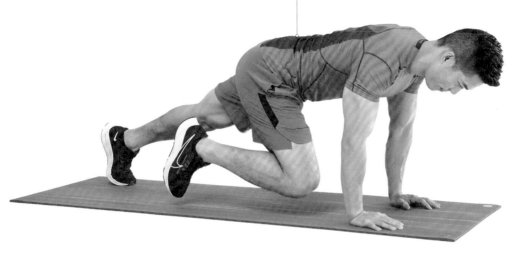

{STEP} **2**

左右腿輪流向前抬起往前，朝向身體中央，反覆進行。

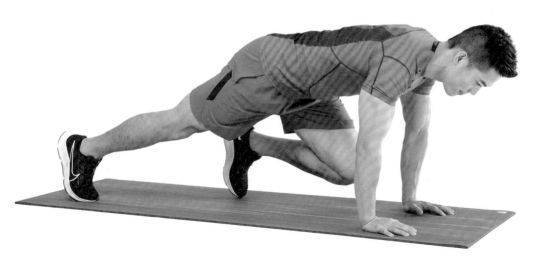

組合 9-C 核心
IYT超人變化式

STEP_ 1

身體呈趴姿，雙手向前伸直抬起，
如英文字母「I」，放下。

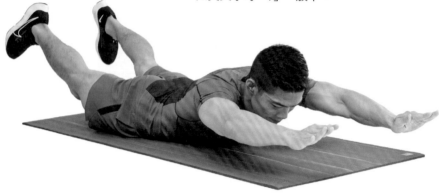

STEP_ 2

雙手分別向左右45度抬起，
如英文字母「Y」，再放下。

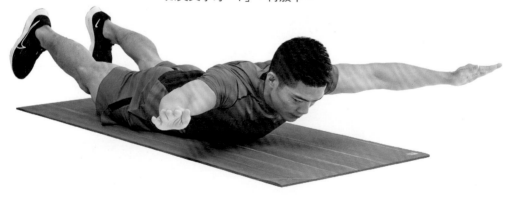

STEP_ **3**

雙手分別向左右水平抬起，
如英文字母「T」，再放下。
重複1～3。

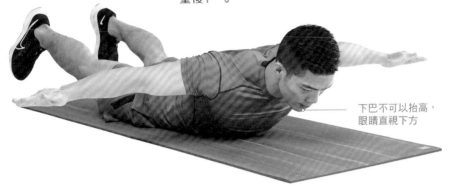

下巴不可以抬高，
眼睛直視下方

組合 9-D 下肢

慢速屈蹲

下肢
屈蹲
P.102

將屈蹲中「下蹲」的動作
慢速進行，臀肌和股四頭
肌會非常有感！過程中注
意背部維持一直線。

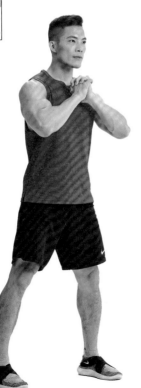

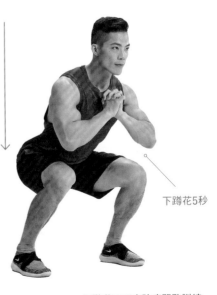

下蹲花5秒

組合 10-A 心肺
⭐ 左右移動碎步

心肺
原地碎步
P.077

身體重心要壓低，
雙腿微蹲，並且快
速踩踏，往左右移
動。踩踏時腿部不
用抬高，速度越快
越好。

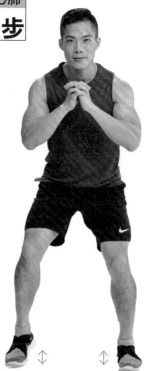
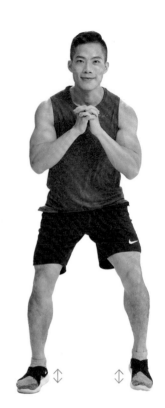

組合 10-B 核心
⭐ 蜘蛛人肘撐平板

STEP_ 1

身體呈肘撐平板姿勢，手肘在肩膀下方，
雙腳打開比肩寬。

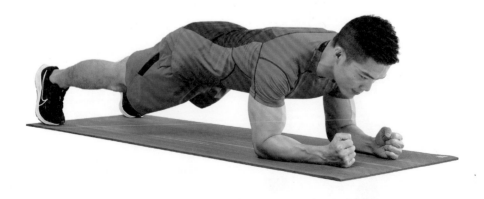

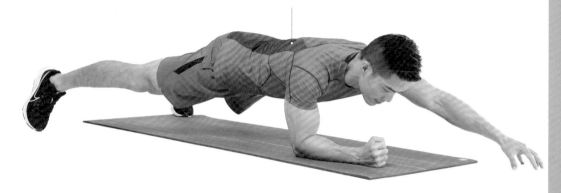

手腳移動時，維持
身體不要大幅晃動

STEP_ **2**

左手和右腳分別向左前方和右後方的45度角點地、跨出。

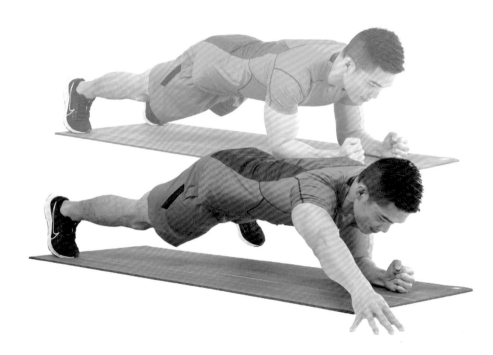

STEP_ **3**

回到1，換對側手腳往對側點地、跨出。

組合 10-C 上肢
★ 慢速跪姿伏地挺身

入門 7-C
跪姿伏地挺身
P.150

> 在身體下放時，慢慢花5秒時間往下，感覺胸大肌、前三角肌和肱三頭肌持續出力，維持動作。

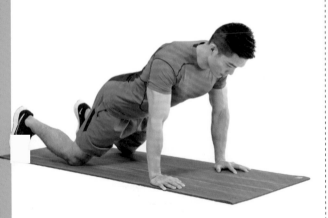

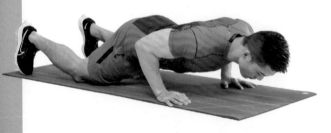

＊向上推起回到上圖

組合 10-D 全身
★ 簡單版波比跳

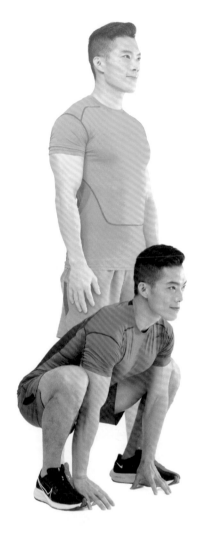

STEP_ 1

從雙腳打開的蹲姿開始，雙手碰地。

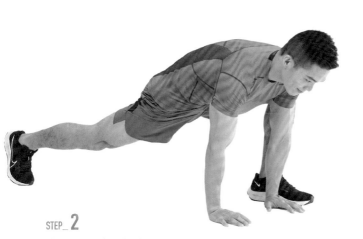

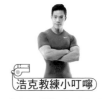

STEP_ **2**

左右腳分別向後踩,
讓身體呈手撐平板的姿勢。

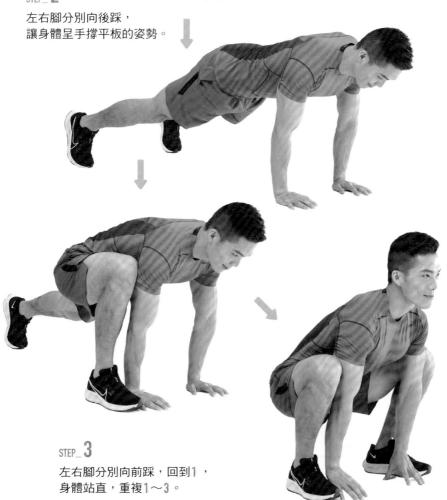

STEP_ **3**

左右腳分別向前踩,回到1,
身體站直,重複1～3。

★ 出拳開合跳

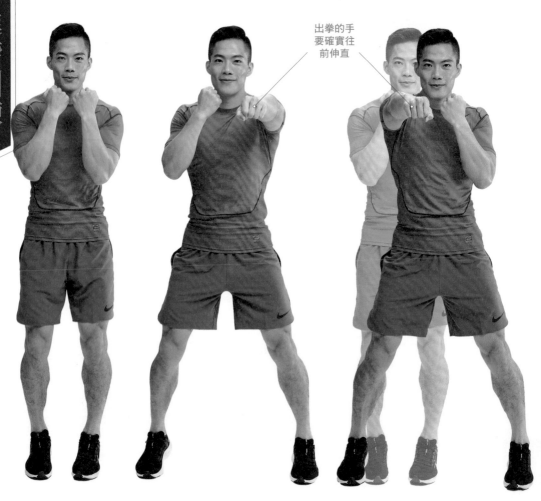

出拳的手
要確實往
前伸直

STEP_ 1

站姿，雙腳併攏，
雙手呈拳擊預備姿
勢舉至胸前。

STEP_ 2

左右手輪流出拳，雙腳在出拳時打開，做開合跳動作。

肘撐平板出拳

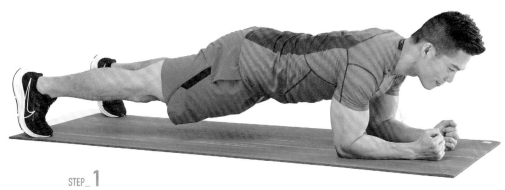

STEP_ **1**

身體呈肘撐平板的姿勢,
手肘在肩膀下方,雙腳打開比肩寬。

出拳時,身體
不要大幅晃動

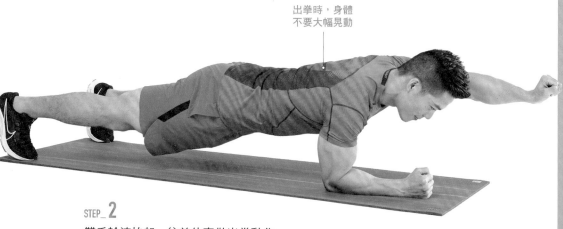

STEP_ **2**

雙手輪流抬起、往前伸直做出拳動作。

☆ 組合 1-C 心肺＋下肢
開合蹲跳

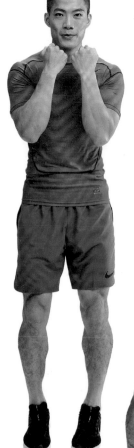

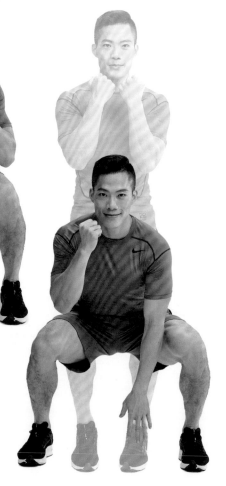

Point

屈蹲的動作要做確實，接著再回到站姿的起始動作，不要急著站起來。

STEP_ 1

站姿，雙腳併攏，雙手置於身體前側預備。

STEP_ 2

吸氣，雙腳跳躍打開與肩同寬，跳至屈蹲姿勢同時單手摸地，吐氣回到1，反覆進行。

組合 1-D 上肢
⭐ 直膝伏地挺身

STEP_ 1
雙手打開比肩膀寬，雙腳打開。

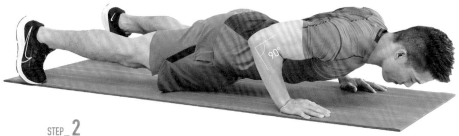

90°

STEP_ 2
手掌對齊胸線、手指向前、
手肘朝後。

身體保持
一直線

手臂伸直
不鎖死

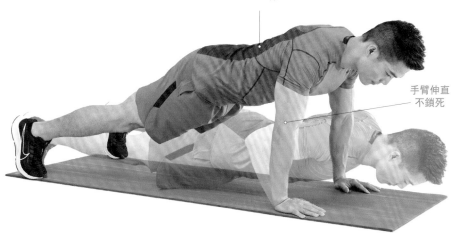

STEP_ 3
吸氣，將身體下放，胸口不碰地；
吐氣，將身體向上推起，反覆進行。

組合2-A 心肺

X開合跳

心肺
X開合跳
P.079

在準備動作時，背部要維持一直線。跳成X姿勢時，手腳要確實打開。

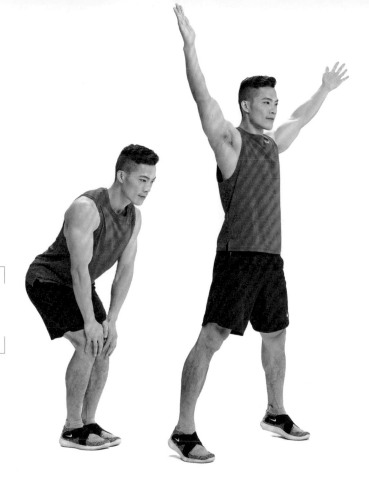

組合2-B 核心

手撐平板後抬腿

STEP_ 1

手撐平板的動作開始。

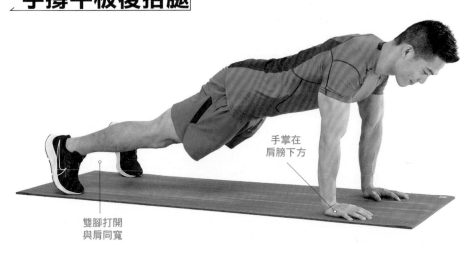

手掌在肩膀下方

雙腳打開與肩同寬

Point

不要為了刻意把
腳抬高，導致身
體大幅晃動。

STEP_**2**

吐氣，右腿抬起，吸氣回到1，
接著換邊重複動作。

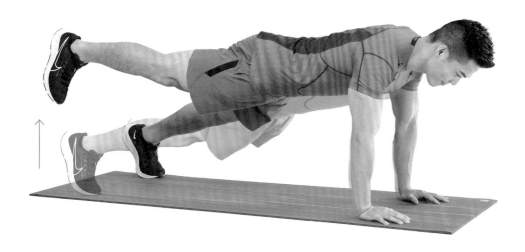

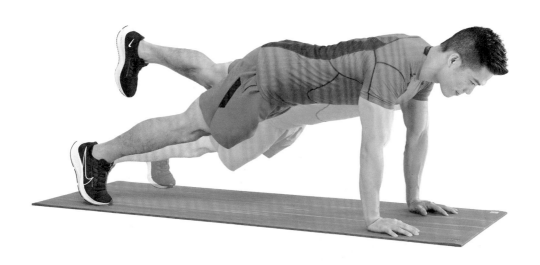

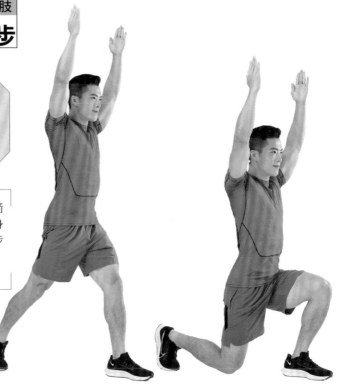

組合 2-C 下肢

慢速弓箭步

入門新手組
組合 4-D
舉手弓箭步
P.139

動作和「舉手弓箭
步」相同，從起身
的姿勢回到弓箭步
時，慢慢花5秒的
時間下蹲。

組合 2-D 上肢

跪姿窄版伏地挺身

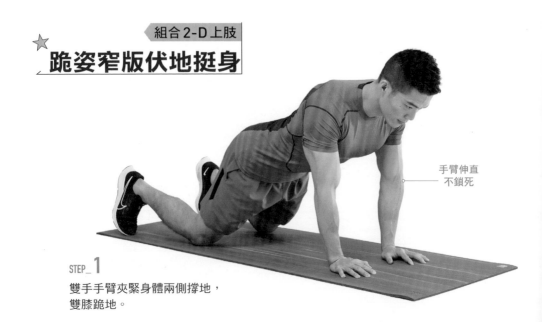

手臂伸直
不鎖死

STEP_ 1

雙手手臂夾緊身體兩側撐地，
雙膝跪地。

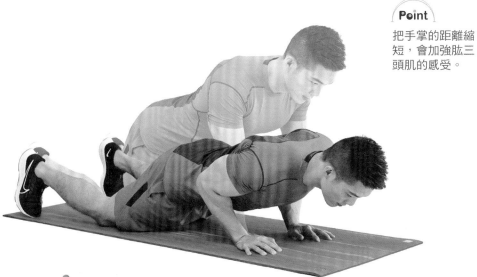

Point

把手掌的距離縮短，會加強肱三頭肌的感受。

STEP_ 2

手掌對齊胸線、手指向前、手肘朝後。

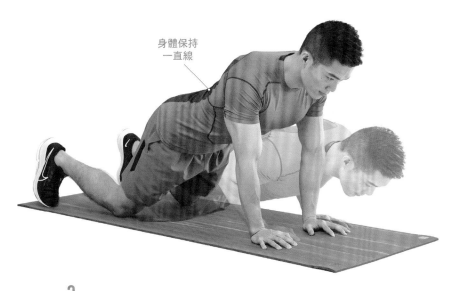

身體保持一直線

STEP_ 3

吸氣，將身體下放，胸口不碰地；吐氣，將身體向上推起，反覆進行。

☆ **組合 3-A 心肺**
123抬腿跑

心肺
123抬腿跑
P.076

腳要確實的抬高。

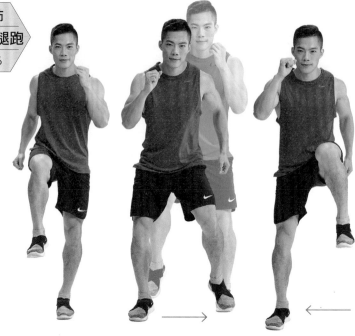

☆ **組合 3-B 心肺＋核心**
平板兔子跳

STEP_ **1**

手撐平板的姿勢預備，
雙手手掌在肩膀下方，
雙腳打開與肩同寬。

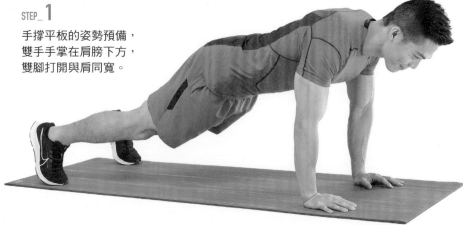

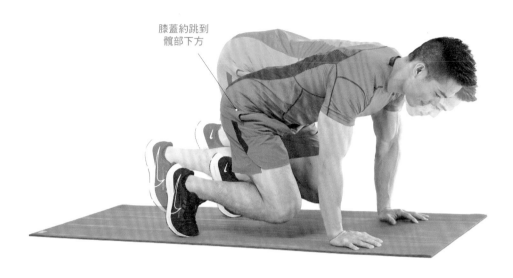

膝蓋約跳到
髖部下方

STEP_2

雙腿同時向前跳，再往後蹬跳回到1的位置。反覆動作。

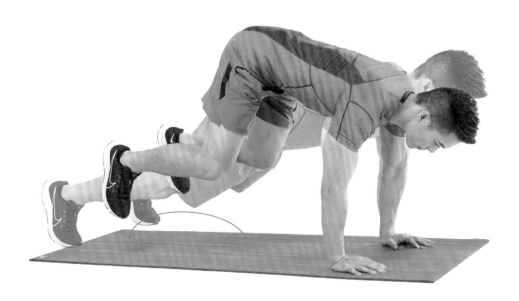

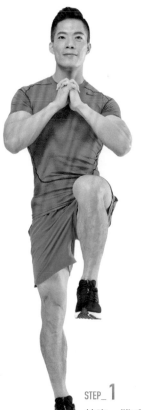

組合 3-C 下肢

抬腿側弓箭步

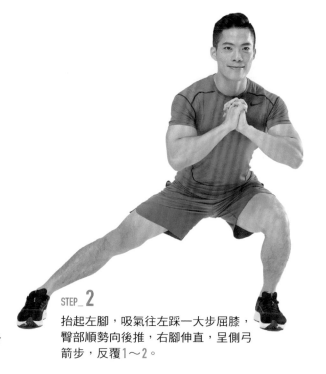

STEP_ **1**

站姿,雙手置於胸前預備姿勢。

STEP_ **2**

抬起左腳,吸氣往左踩一大步屈膝,臀部順勢向後推,右腳伸直,呈側弓箭步,反覆1～2。

組合 3-D 核心

手撐橋式

STEP_ **1**

坐姿,雙腳屈膝踩地,雙手往後撐在肩膀下方。

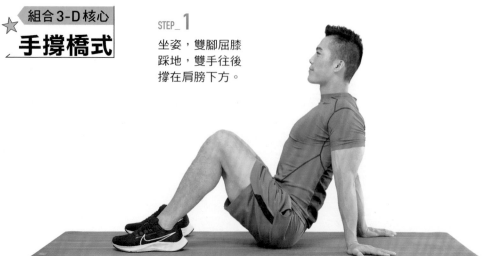

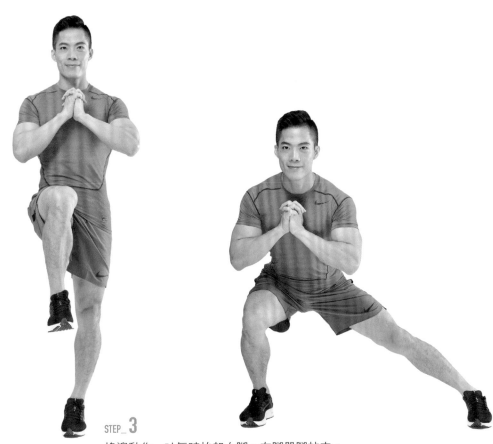

STEP_ **3**

換邊動作，吐氣時抬起右腳，左腳單腳站立，
換右腳向右踩一大步屈膝，呈另一側的側弓箭步，反覆進行。

STEP_ **2**

手掌撐地，腳掌踩地，臀部往上推，
讓身體和大腿成一直線後回到1，反覆動作。

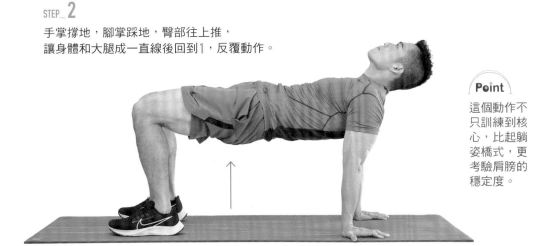

Point

這個動作不
只訓練到核
心，比起躺
姿橋式，更
考驗肩膀的
穩定度。

組合4-A心肺
毽子跳

心肺
毽子跳
P.081

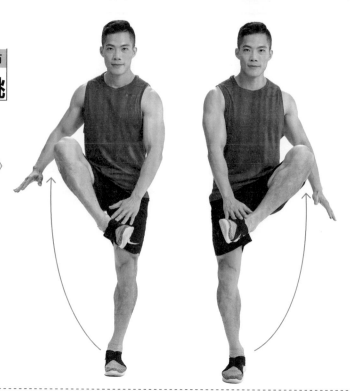

組合4-B核心
肘撐側平板收腿

STEP_ **1**

手肘在肩膀下方，撐起身體，
雙腿直膝併攏。

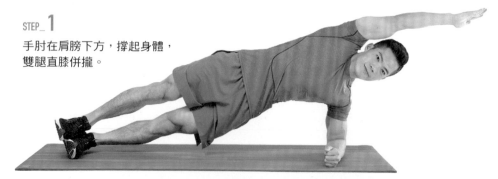

STEP_ **2**

另一隻手往上舉起伸直、越過頭部，
讓手肘觸碰膝蓋後回到原位。
換邊重複動作。

後交叉弓箭步抬腿

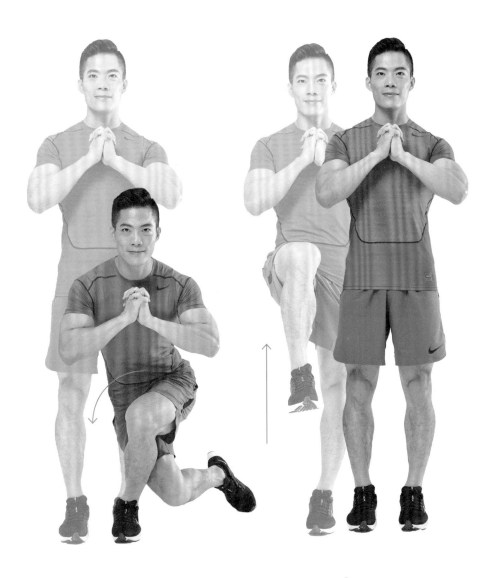

STEP_ 1

站姿，雙手
置於胸前預
備姿勢。

STEP_ 2

吸氣、右腳往左
後方踩下，前腳
屈膝90度屈蹲。

STEP_ 3

吐氣、右腳90度屈膝抬高、
膝蓋至肚臍前，身體回到1
站姿。換邊重複動作。

> 組合 4-D 上肢

摸膝伏地挺身

STEP_ **1**

身體呈趴姿，雙手打開比肩膀寬，
雙腳打開往後伸直。

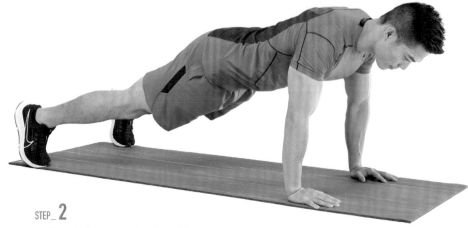

STEP_ **2**

手掌對齊胸線、手指向前、手肘朝後。

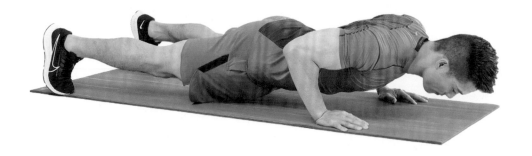

STEP_ **3**

吸氣，將身體下放，胸口不碰地。

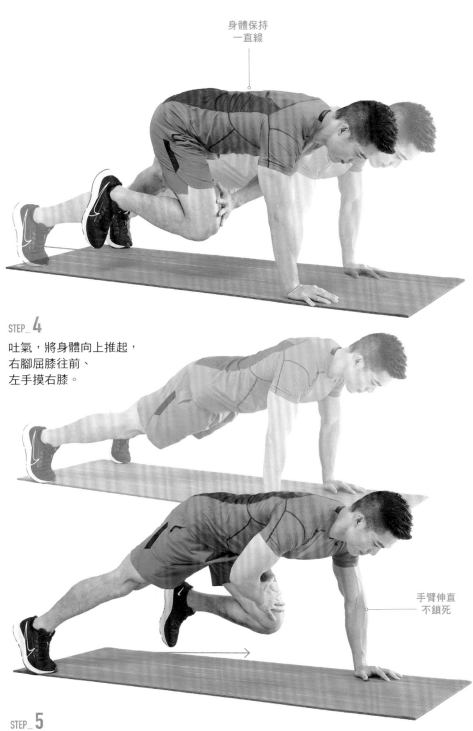

身體保持
一直線

手臂伸直
不鎖死

吐氣，將身體向上推起，
右腳屈膝往前、
左手摸右膝。

回到1，身體下放、推起後，換邊進行。

★ 砍柴跳

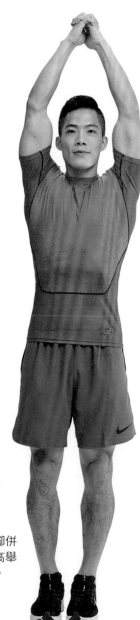

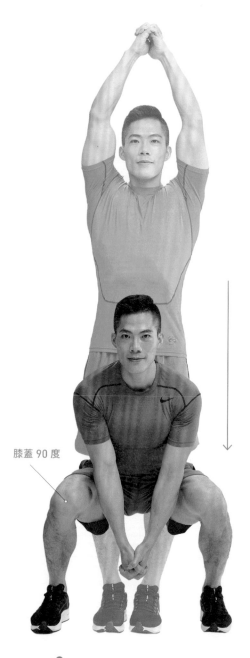

膝蓋 90 度

STEP_ 1
站姿，雙腳併
攏，雙手高舉
過頭互握。

STEP_ 2
雙腿跳開、雙手同時向下劈，呈屈蹲姿勢。
跳回1，反覆動作。

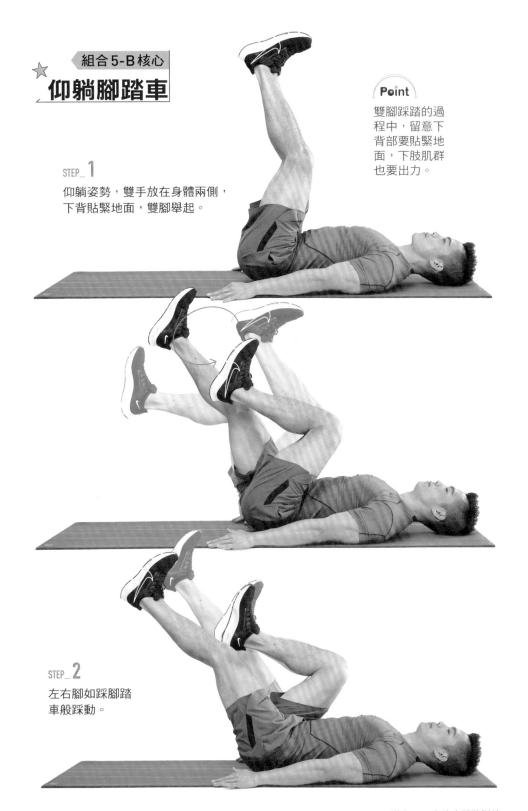

組合5-B核心
仰躺腳踏車

Point
雙腳踩踏的過程中,留意下背部要貼緊地面,下肢肌群也要出力。

STEP_ **1**

仰躺姿勢,雙手放在身體兩側,下背貼緊地面,雙腳舉起。

STEP_ **2**

左右腳如踩腳踏車般踩動。

組合 5-C 下肢

⭐ 舉手弓箭步交互跳

STEP_ **1**

弓箭步的下蹲動作,雙腳一前一後,膝蓋皆為90度。雙手往上高舉伸直。

STEP_ **2**

吐氣、跳起的同時,在空中交換前後腿,吸氣、以弓箭步姿勢落地。重複動作。

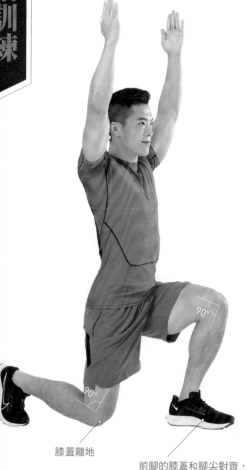

90°

90°

膝蓋離地

前腳的膝蓋和腳尖對齊,
腳掌踩穩

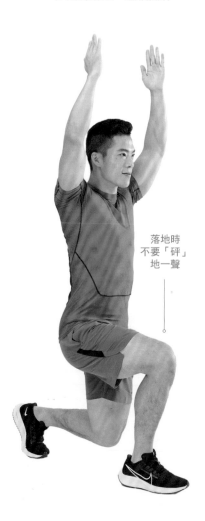

落地時
不要「砰」
地一聲

Point

這個動作類似「舉手弓箭步」,加入跳起的動作,
對於臀大肌和股四頭肌的訓練更有感。

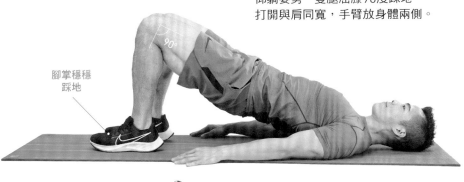

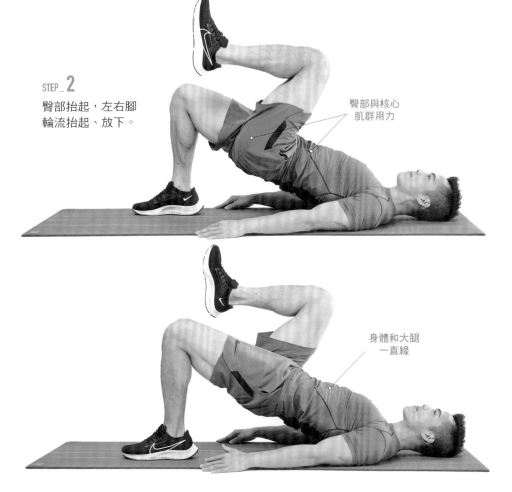

組合 5-D 核心

橋式左右抬腿

STEP_ **1**

仰躺姿勢，雙腿屈膝90度踩地，
打開與肩同寬，手臂放身體兩側。

90°

腳掌穩穩
踩地

STEP_ **2**

臀部抬起，左右腳
輪流抬起、放下。

臀部與核心
肌群用力

身體和大腿
一直線

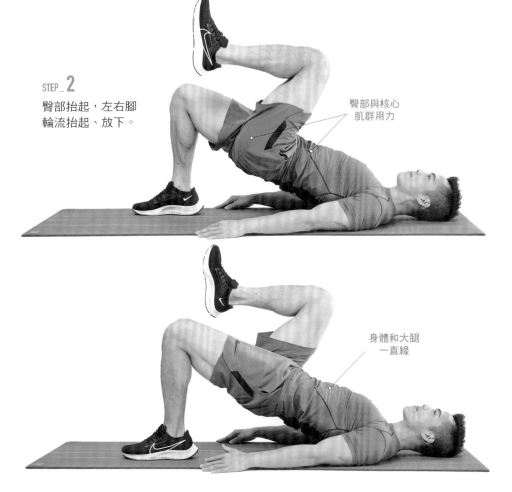

組合 6-A 核心

★ 蜘蛛人手撐平板

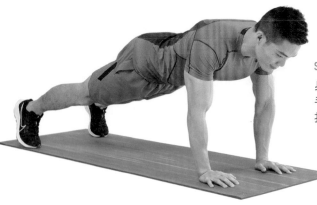

STEP_ 1

身體呈手撐平板姿勢，
手掌在肩膀下方，雙腳
打開比肩寬。

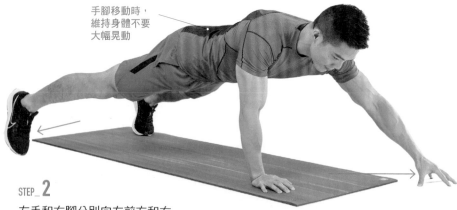

手腳移動時，
維持身體不要
大幅晃動

STEP_ 2

左手和右腳分別向左前方和右
後方的45度角點地、跨出。

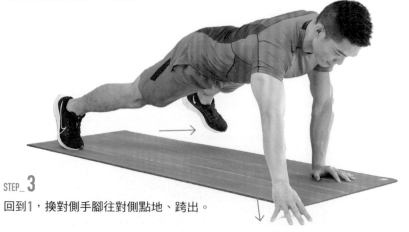

STEP_ 3

回到1，換對側手腳往對側點地、跨出。

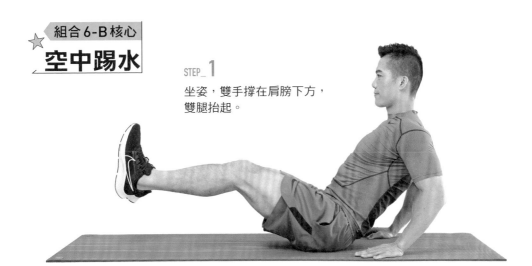

STEP_ **1**

坐姿，雙手撐在肩膀下方，
雙腿抬起。

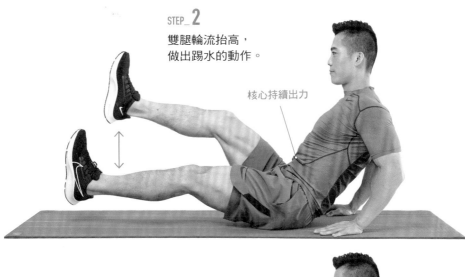

STEP_ **2**

雙腿輪流抬高，
做出踢水的動作。

核心持續出力

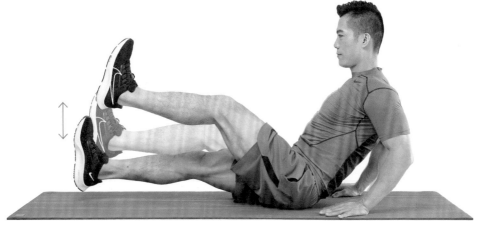

組合 6-C 下肢

★ 後弓箭步轉體

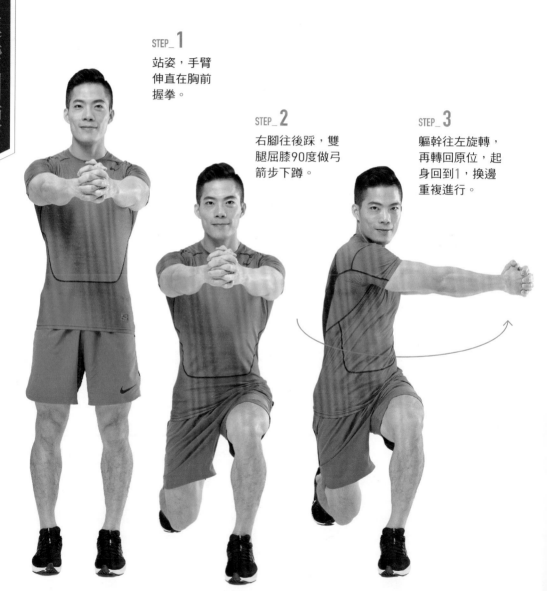

STEP_ **1**

站姿，手臂
伸直在胸前
握拳。

STEP_ **2**

右腳往後踩，雙
腿屈膝90度做弓
箭步下蹲。

STEP_ **3**

軀幹往左旋轉，
再轉回原位，起
身回到1，換邊
重複進行。

出拳開合蹲跳

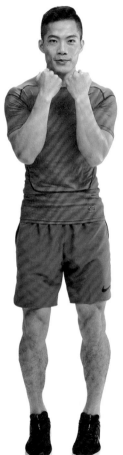

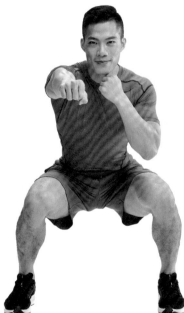

Point

臀大肌和股四頭肌要確實發力，讓屈蹲的動作做滿；跳起、落地時保持穩定，身體不要搖晃。

STEP_ **1**

站姿，雙腳併攏，雙手置於身體前側預備。

STEP_ **2**

吸氣、雙腳跳躍打開與肩同寬，跳至屈蹲姿勢，單手同時出拳。

STEP_ **3**

吐氣跳回1，換手出拳，反覆進行。

STEP_ **4**

吸氣下、吐氣上，重複動作。

★ 組合 7-A 心肺＋下肢
45 度弓箭跳

STEP_ **1**

站姿，雙腳併攏。

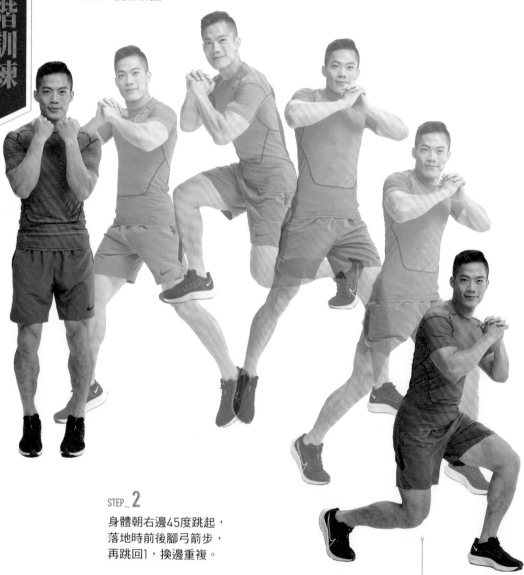

STEP_ **2**

身體朝右邊45度跳起，
落地時前後腳弓箭步，
再跳回1，換邊重複。

落地時注意弓箭步姿勢，
前後腳為屈膝 90 度

靜止V字

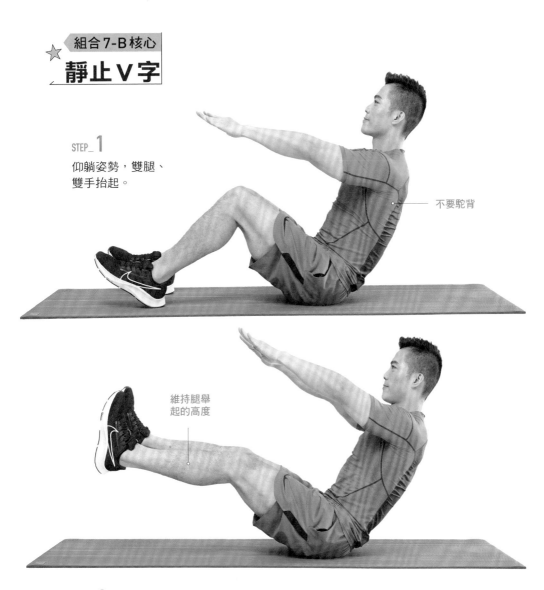

STEP_ 1

仰躺姿勢,雙腿、
雙手抬起。

不要駝背

維持腿舉
起的高度

STEP_ 2

腹部核心發力,使身體呈V字並維持。

浩克教練小叮嚀

這個動作會讓腹肌非常有炸裂
感,在維持動作時,除了核心
之外,下肢也要持續出力。

組合 7-C 核心＋上肢
蛙式

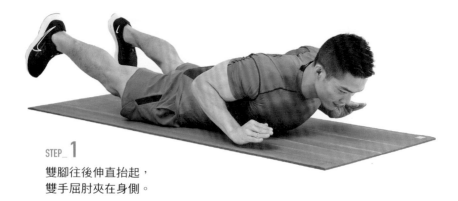

STEP_ 1

雙腳往後伸直抬起，
雙手屈肘夾在身側。

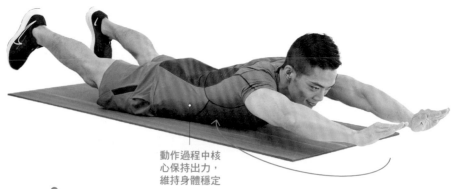

動作過程中核
心保持出力，
維持身體穩定

STEP_ 2

雙手伸直往前，模擬蛙式游泳的撥水動作，回到1，反覆進行。

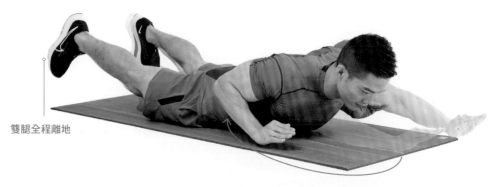

雙腿全程離地

熊爬

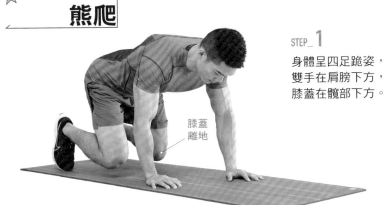

STEP_ 1

身體呈四足跪姿，
雙手在肩膀下方，
膝蓋在髖部下方。

膝蓋
離地

背打直

手指
用力

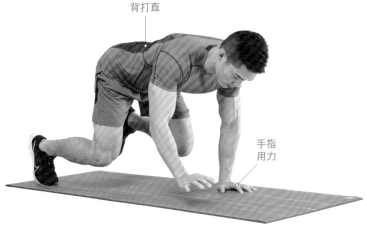

STEP_ 2

膝蓋離地，右手和左腿往前跨出，
接著換對側手腳，往前爬。

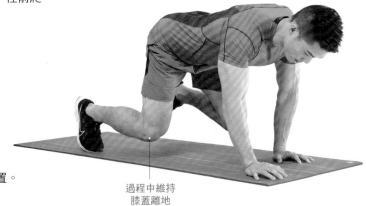

STEP_ 3

往回爬回起始位置。

過程中維持
膝蓋離地

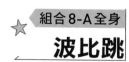

組合8-A全身
波比跳

STEP_ 1

站姿,雙腳打開與肩同寬。

STEP_ 2

吸氣、身體下蹲,手掌撐
地,同時雙腿往後蹬,來
到平板姿勢。

Point

動作過程中不要停頓太久,
但也不要為了求快反而每個
動作都不確實。

STEP_ 3

雙腿跳回蹲姿,
吐氣後起身回到1,反覆進行。

肘撐平板外抬腿

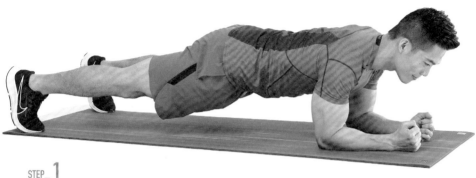

STEP_ **1**

身體呈肘撐平板的動作，
手肘在肩膀下方。

身體不要
大幅晃動

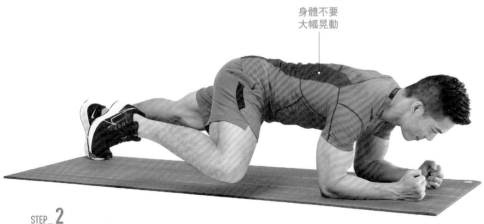

STEP_ **2**

左右腿輪流往左右屈膝抬起，
回到1後反覆進行。

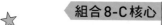

組合8-C核心
左右雨刷捲腹

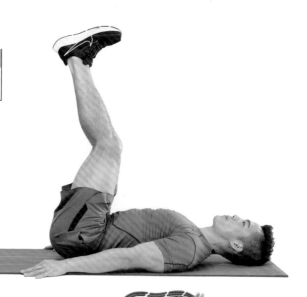

STEP_ 1

躺姿,雙腿抬起,
雙手放在身體兩側。

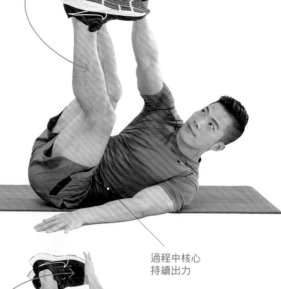

STEP_ 2

雙腿往左擺45度,身體捲起,
讓右手摸腳尖;換邊重複動作。

過程中核心
持續出力

組合8-D上肢
摸肩伏地挺身

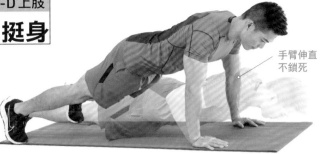

手臂伸直
不鎖死

STEP_ 1

雙手打開比肩膀寬，
雙腳打開往後伸直。

STEP_ 2

手掌對齊胸線、手指向前、手肘朝後。
吸氣，將身體下放，胸口不碰地。

STEP_ 3

吐氣，將身體
向上推起，右
手摸左肩。

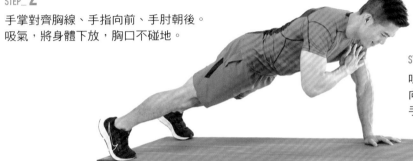

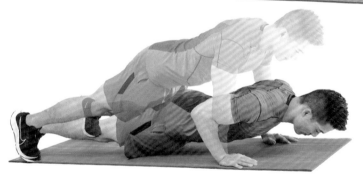

身體保持
一直線

STEP_ 4

回到1，身體下放、
推起後，換邊進行。

組合 9-A 下肢
屈蹲轉體

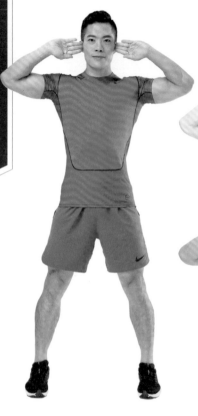

STEP_ **1**

站姿，雙腳與肩同寬，
膝蓋和腳尖對齊，雙手
屈肘分別碰耳朵。

STEP_ **2**

下蹲至屈蹲動作後，起身回站姿，
右腳同時向上抬起，身體往右側旋轉，
讓左手肘靠近右膝。

STEP_ **3**

回到1，換邊重複動作。

手撐平板外抬腿

Point

不要為了刻意把腳抬高，
導致身體大幅晃動。

STEP_ **1**

手撐平板的動作開始。

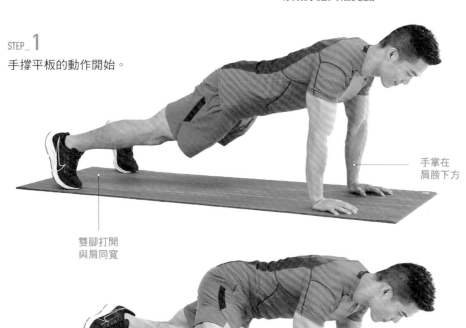

手掌在
肩膀下方

雙腳打開
與肩同寬

STEP_ **2**

吐氣，右腿屈膝朝右抬起，
吸氣回到1，接著換邊重複動作。

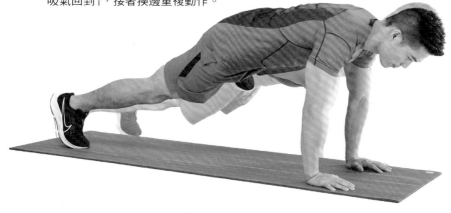

組合9-C核心
★ **開合抱腿**

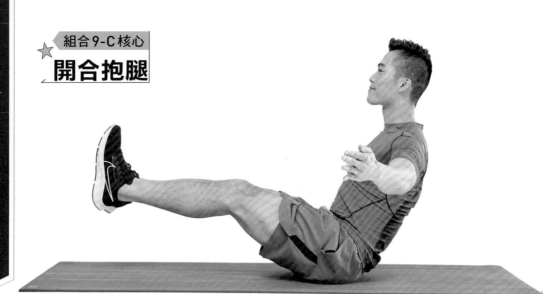

STEP_ **1**

坐姿，雙腿併攏抬起，
雙手向兩側打開。

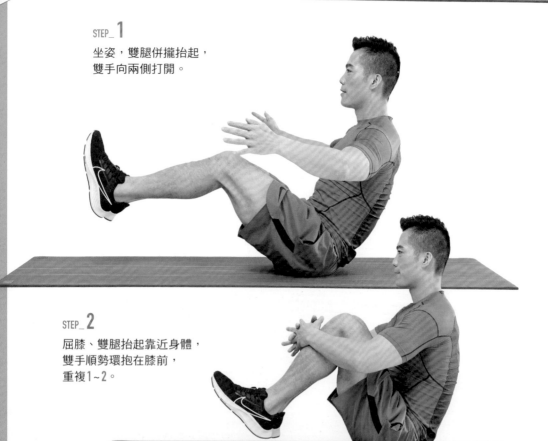

STEP_ **2**

屈膝、雙腿抬起靠近身體，
雙手順勢環抱在膝前，
重複1~2。

熊側爬

STEP_ 1

身體呈四足跪姿，
雙手在肩膀下方，
膝蓋在髖部下方。

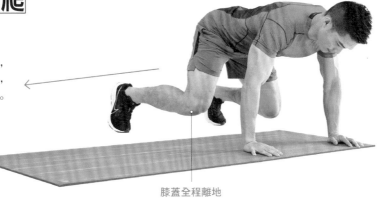

膝蓋全程離地

STEP_ 2

膝蓋離地，右手和右腳往右
跨出，左手和左腳跟上，移
動三～五步後換往左移動，
反覆進行。

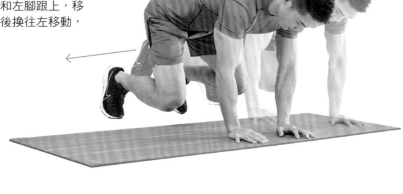

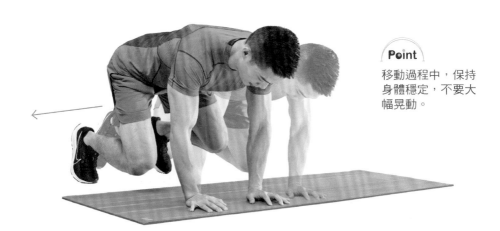

Point

移動過程中，保持
身體穩定，不要大
幅晃動。

組合 10-A 心肺＋下肢

⭐ 弓箭步交互跳

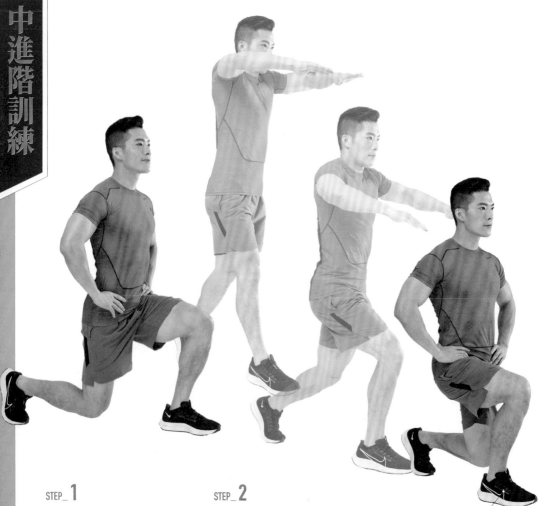

STEP_ 1

弓箭步的下蹲動作，
雙腳一前一後，膝蓋
皆為90度。

STEP_ 2

吐氣、跳起的同時，在空中
交換前後腿，吸氣、以弓箭
步姿勢落地。重複動作。

落地時不要
「砰」地一聲

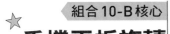
組合 10-B 核心
手撐平板旋轉

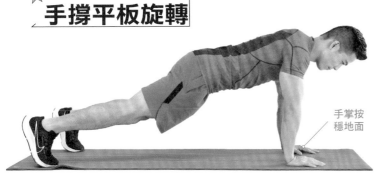

手掌按
穩定面

STEP_ 1

從手撐平板的預備動作開始。

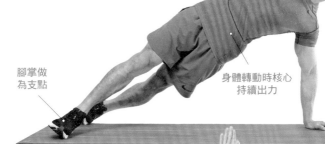

腳掌做
為支點

身體轉動時核心
持續出力

STEP_ 2

舉起右手，身體順勢轉朝右邊，呈掌撐側平板，
再回到1，換邊進行。

組合 10-C 核心
躺姿剪刀腳

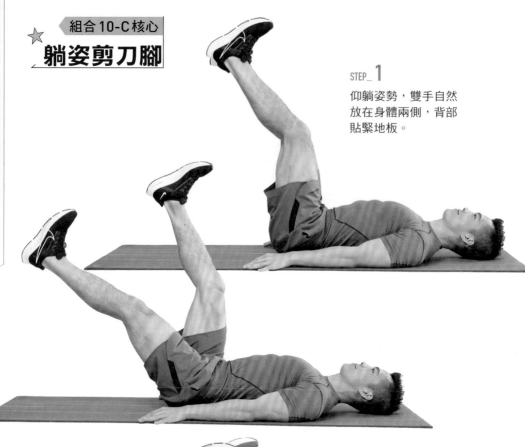

STEP_ **1**

仰躺姿勢，雙手自然
放在身體兩側，背部
貼緊地板。

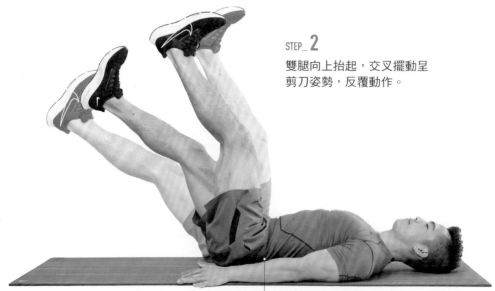

STEP_ **2**

雙腿向上抬起，交叉擺動呈
剪刀姿勢，反覆動作。

腰部不要拱起

左右伏地挺身

STEP_ 1

雙手打開比肩膀寬，
雙腳打開。

身體保持
一直線

手臂伸直
不鎖死

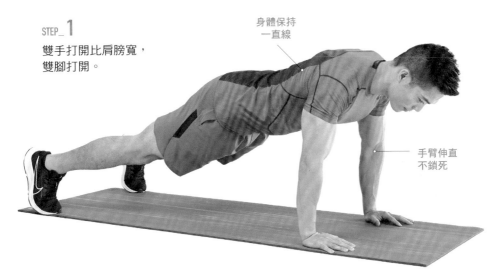

STEP_ 2

手掌對齊胸線、手指向前、
手肘朝後。

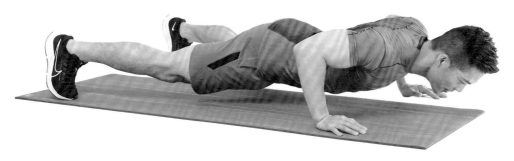

STEP_ 3

吸氣，左手和左腳往左一步，身體下放，胸口不碰地；
吐氣，將身體向上推起，回到1的位置後換邊反覆進行。

組合 1-A 核心

★ 平板左右跨步跳

STEP_ **1**

手撐平板的姿勢預備，
雙手手掌在肩膀下方，
雙腳與肩同寬。

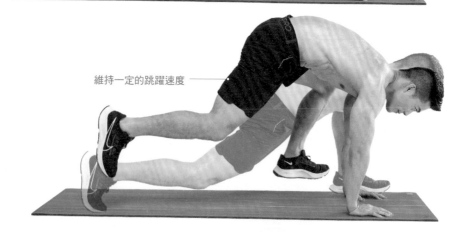

維持一定的跳躍速度

STEP_ **2**

單腳向前、跨跳至手掌旁邊，
回到1的位置後換邊反覆動作。

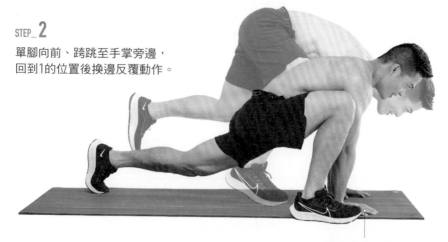

約跳到同側手掌外側

屈蹲左右跳

Point

所有跳動的動作，
在落地時都要避免
發出巨大聲響。

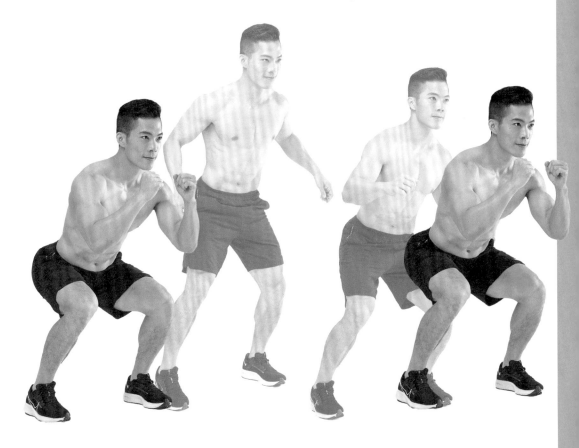

STEP_ **1**

屈蹲姿勢，雙腳與肩同寬，
膝蓋和腳尖對齊。

STEP_ **2**

往左跳起一步後，落地時維持屈蹲姿勢，
接著往右跳起一步，落地維持屈蹲；反覆動作。

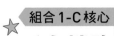
組合 1-C 核心
反向捲腹

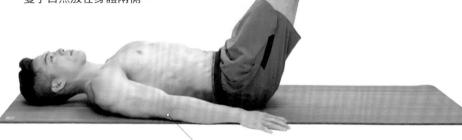

STEP_ **1**

仰躺姿勢，雙腳直膝抬起，
雙手自然放在身體兩側。

背部貼緊地面

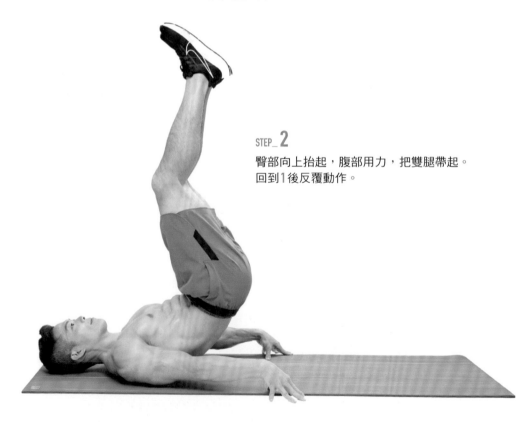

STEP_ **2**

臀部向上抬起，腹部用力，把雙腿帶起。
回到1後反覆動作。

組合 1-D 上肢

蜘蛛人伏地挺身

STEP_ **1**

身體呈手撐平板姿勢，
手掌在肩膀下方，
雙腳與肩同寬。

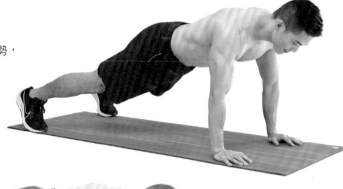

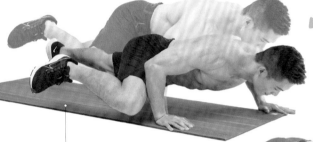

手腳移動時，
維持身體不要
大幅晃動

STEP_ **2**

左手朝左前方，右腳抬起後身體下降，
撐起時回到1，換邊反覆動作。

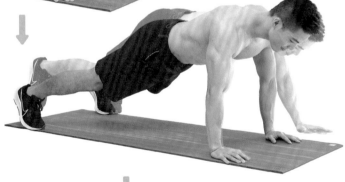

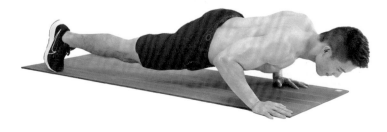

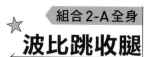

組合 2-A 全身
★ 波比跳收腿

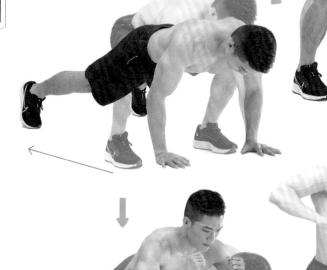

STEP_ 1

站姿，雙腳打開
與肩同寬。

STEP_ 2

吸氣、身體下蹲，手掌撐地，
同時雙腿往後蹬，來到平板姿勢。

STEP_ 3

雙腿跳回蹲姿，吐氣、起身往上跳，
雙腿盡量抬高，雙手拍大腿後回到 1
的站姿，反覆進行。

跳起來的時
候，雙腿盡
可能的跳高

屈蹲旋轉跳

STEP_ **1**

站姿，雙手屈肘置於胸前，
準備跳起的動作。

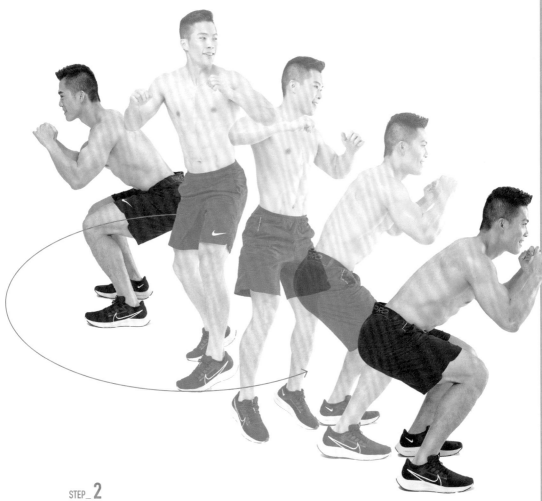

STEP_ **2**

往左側旋轉跳起，落地時維持屈蹲姿勢，
接著往右旋轉跳起，落地維持屈蹲；反覆動作。

組合 2-C 核心

★ 腹部旋轉

STEP_ 1

身體呈躺姿，雙腿屈膝抬起離地，
雙手扶在兩側耳邊。

STEP_ 2

腹部用力，身體往右捲起，
右膝抬起碰左手肘。
換邊反覆進行。

雙腳不要碰地

換邊動作要
流暢連貫

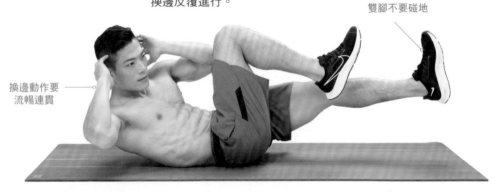

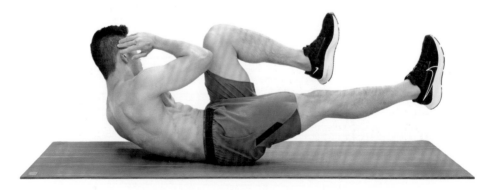

拍手伏地挺身

STEP_ 1

身體呈直膝伏地挺身預備姿勢。

手臂伸直不鎖死

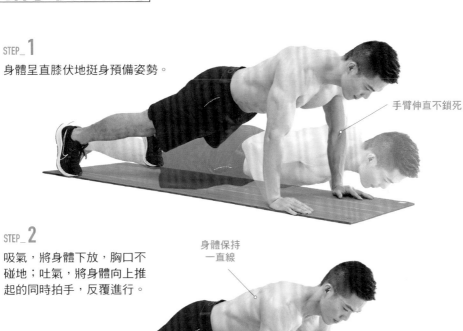

STEP_ 2

吸氣，將身體下放，胸口不碰地；吐氣，將身體向上推起的同時拍手，反覆進行。

身體保持一直線

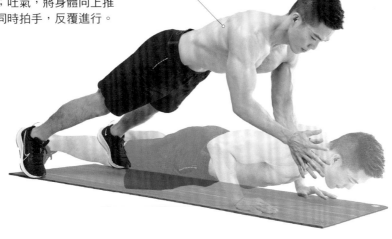

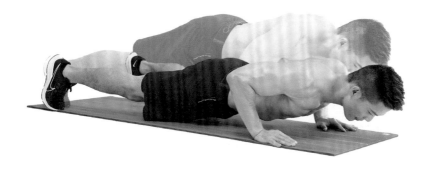

組合 3-A 心肺＋下肢
⭐ 舉手弓箭交互跳

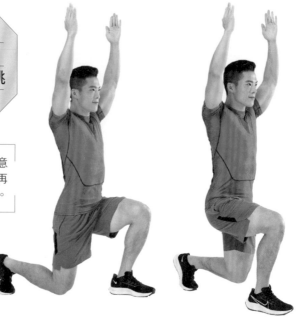

中進階
組合 5-C
舉手弓箭步交互跳
P.182

跳起落地的時候，注意要確實做到弓箭步，再做接下來的跳起動作。

組合 3-B 心肺
⭐ 手撐抬腿跑

STEP_ **1**

身體呈手撐平板姿勢，手掌在肩膀下方，雙腿打開與肩同寬。

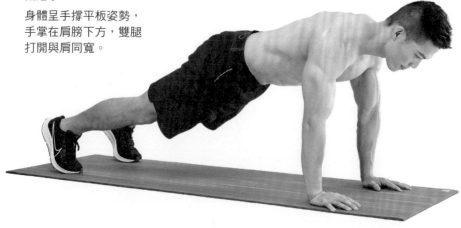

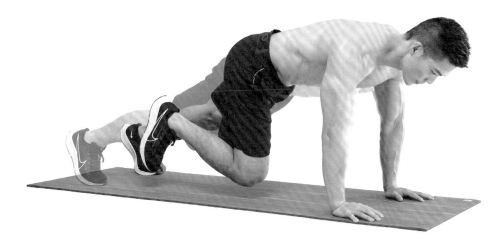

STEP_ **2**

輪流抬腿往前，
做出原地跑步動作。

跑步動作中，
身體不要大幅
晃動

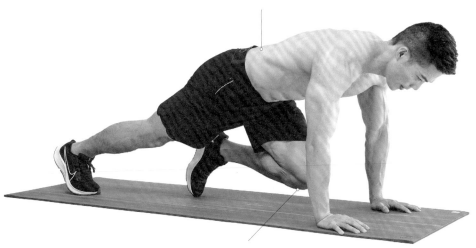

往前的位置盡量相同

組合3-C核心
反覆V字

STEP_ **1**

仰躺姿勢,雙腿、雙手抬起。

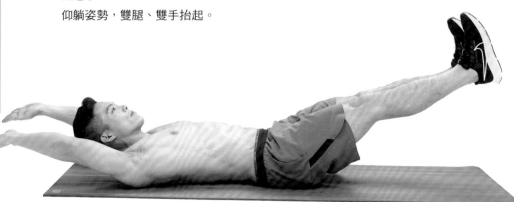

STEP_ **2**

腹部核心發力,吐氣捲腹抬起上半身,
讓雙腿和雙手向中央靠攏,使身體呈V字,
吸氣回到1後反覆動作。

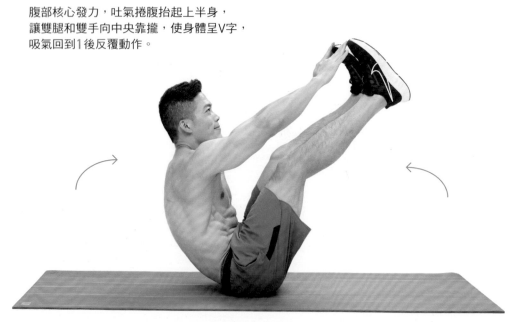

伸手伏地挺身

STEP_ 1

身體呈手撐伏地挺身預備姿勢。

STEP_ 2

吸氣，身體下放，吐氣，
將身體向上推，對側手腳分別
往前、往後抬起伸直。

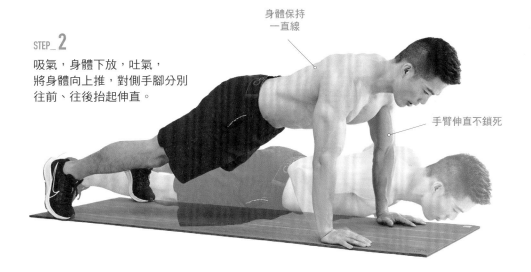

身體保持
一直線

手臂伸直不鎖死

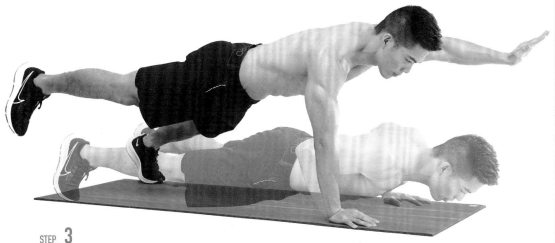

STEP_ 3

吸氣、手腳回到地面，將身體下放，
胸口不碰地，回到1的位置反覆進行。

★ 組合 4-A 心肺＋下肢
弓箭步剪刀腳

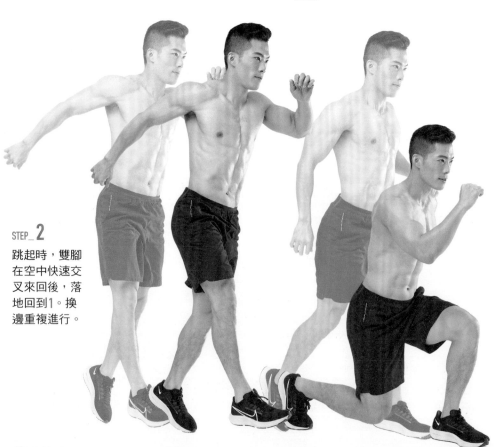

STEP_ 1

身體呈弓箭步姿
勢，雙手以跑步
預備姿勢準備。

Point

和弓箭步交互跳不
同，這個動作是跳
起的同時，雙腳在
空中前後來回，落
地時弓箭步前後腳
和起跳前相同。

STEP_ 2

跳起時，雙腳
在空中快速交
叉來回後，落
地回到1。換
邊重複進行。

平板兔子開合跳

STEP_ 1

手撐平板的姿勢預備，
雙手手掌在肩膀下方，
雙腳打開與肩同寬。

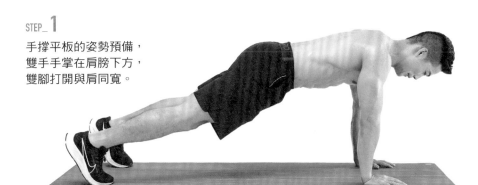

STEP_ 2

雙腿向前跳之後回到1，
接著雙腿往外打開做開合跳，
重複1~2的動作。

維持動作間的流暢度，
不要停頓太久

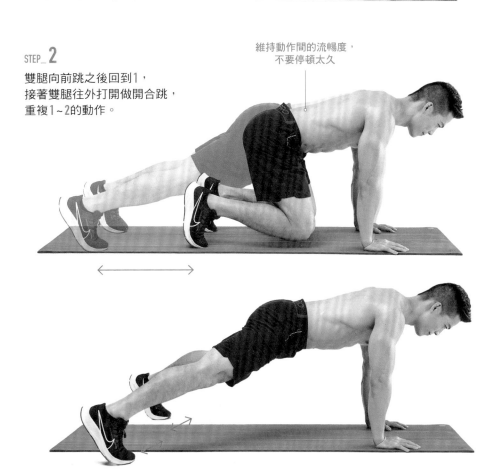

組合 4-C 核心

捲腹左右出拳

STEP_ 1

仰躺姿勢，雙腳屈膝，
雙手屈肘舉起在胸前預備。

STEP_ 2

腹部用力、捲起身體，
左手出拳後回到1，
接著換邊反覆進行。

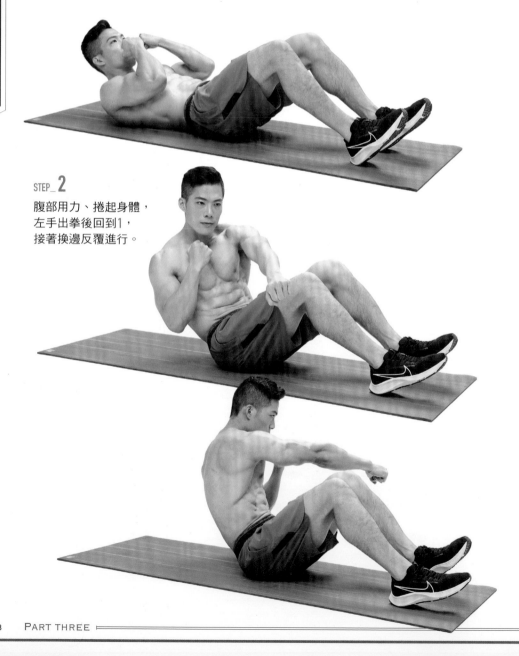

1/2 伏地挺身

STEP_ **1**

雙手打開比肩膀寬，雙腳打開。
手掌對齊胸線、手指向前、手肘朝後。

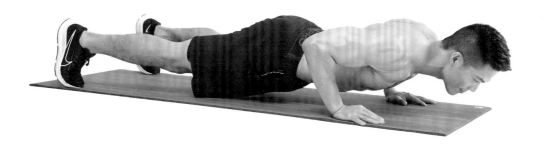

STEP_ **2**

吐氣，將身體向上推起一半，手臂不完全伸直；
吸氣將身體下放，胸口不碰地，反覆進行。

身體保持
一直線

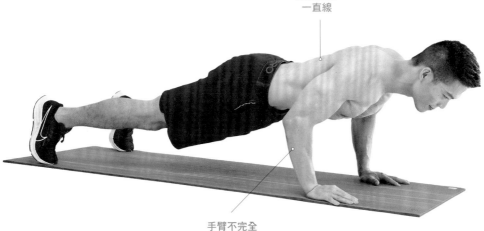

手臂不完全
推直

★ 組合 5-A 心肺＋下肢
屈蹲跳收腿

Point

跳至空中時，盡量讓大腿抬高、平行地面，落地時要確實做到屈蹲動作，再開始下一個跳起動作。

STEP_ 1

吸氣來到屈蹲姿勢，雙腳與肩同寬，膝蓋和腳尖對齊。

STEP_ 2

吐氣時往上跳起，雙腿盡量跳高，雙手輕拍大腿。反覆 1~2 動作。

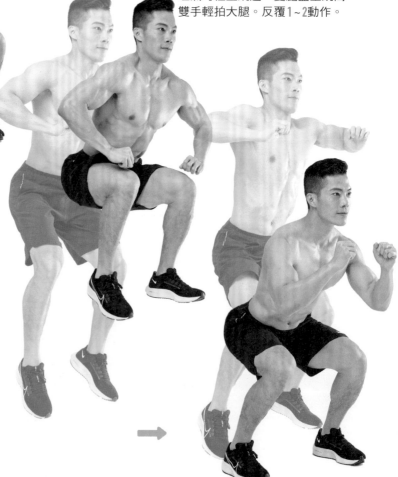

★ 伏地挺身摸肩摸膝

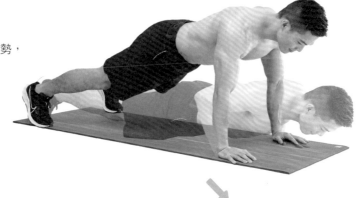

STEP_ 1

直膝伏地挺身預備姿勢，
做一次伏地挺身。

STEP_ 2

左右手輪流摸對側肩膀後，
再輪流屈膝，摸對側膝蓋。
反覆動作。

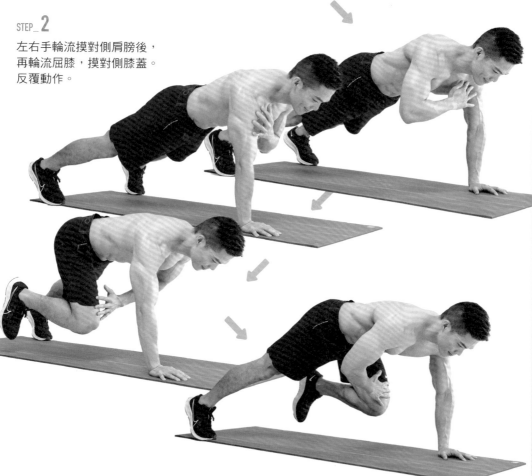

組合5-C核心
離心捲腹

Point

這個動作的重點在於「慢慢下放」，會比捲腹本身帶來更多的感受。

STEP_ 1

仰躺姿勢，雙腳屈膝90度抬起，雙手向上伸直互握。

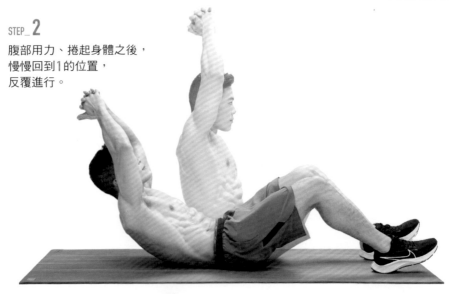

STEP_ 2

腹部用力、捲起身體之後，慢慢回到1的位置，反覆進行。

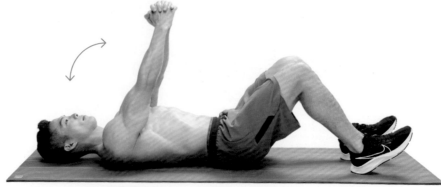

組合 5-D 上肢

超人伏地挺身

STEP_ 1

身體呈伏地挺身姿勢，吸氣後
身體下放，雙手、雙腿抬起，
來到超人式。

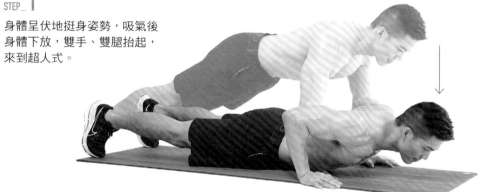

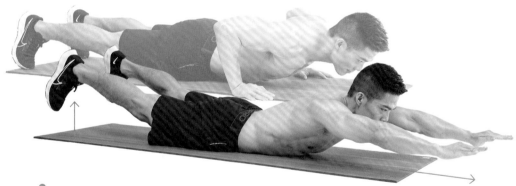

STEP_ 2

手腳回到地面，吐氣將身體向上推起，
回到伏地挺身姿勢，反覆進行。

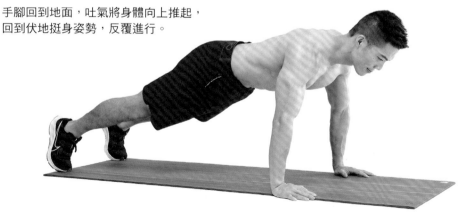

組合 6-A 全身
★ 側移波比跳

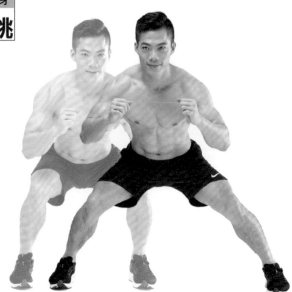

STEP_ 1

站姿，雙腳打開與肩同寬，微微屈膝後往左側移兩步。

STEP_ 2

吸氣、身體下蹲，手掌撐地，同時雙腿往後蹬，來到平板姿勢。

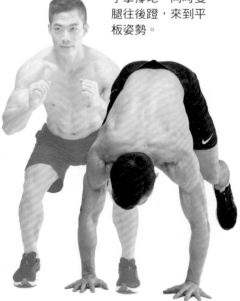

STEP_ 3

雙腿跳回蹲姿，吐氣、起身往上跳，回到1，換往右側移兩步，反覆進行。

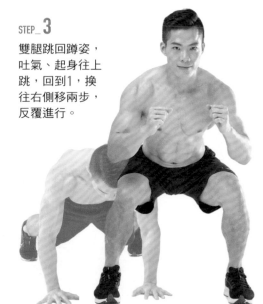

平板兔子左右跳

STEP_ 1

身體呈手撐平板的動作，
手掌在肩膀下方。

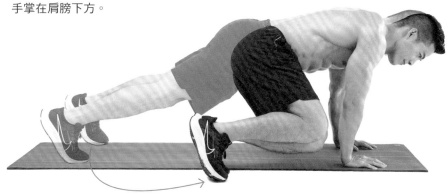

STEP_ 2

雙腿屈膝併攏往右跳，回到1，
再屈膝往左跳，回到1，
反覆進行。

左右跳動時，
身體不要大幅
晃動

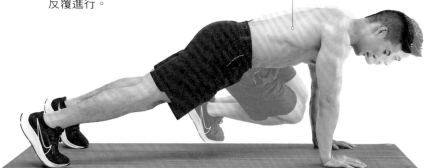

組合 6-C 核心
側 V 字

STEP_ 1

身體朝右側躺，右手貼地，左手抬起，雙腿併攏抬起。

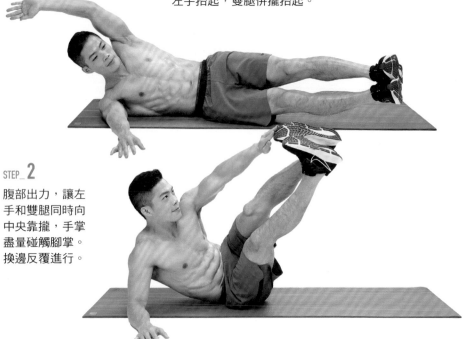

STEP_ 2

腹部出力，讓左手和雙腿同時向中央靠攏，手掌盡量碰觸腳掌。換邊反覆進行。

組合 6-D 上肢
窄版伏地挺身

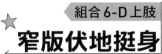

上肢
窄版伏地挺身
P.093

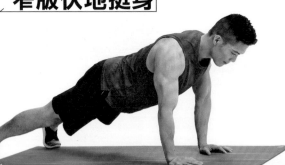

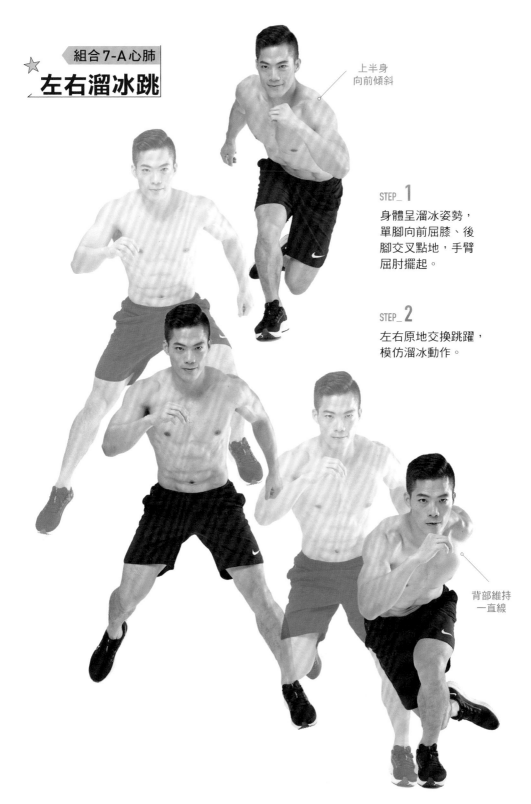

左右溜冰跳

上半身
向前傾斜

STEP_ 1

身體呈溜冰姿勢，
單腳向前屈膝、後
腳交叉點地，手臂
屈肘擺起。

STEP_ 2

左右原地交換跳躍，
模仿溜冰動作。

背部維持
一直線

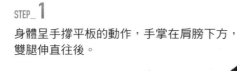

組合 7-B 核心
平板旋轉爬

STEP_ 1

身體呈手撐平板的動作,手掌在肩膀下方,
雙腿伸直往後。

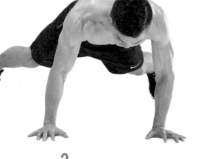

STEP_ 2

以腳為圓心,手撐地向左
旋轉爬一圈,回到原位。

STEP_ 3

換往右旋轉爬一圈,回到
原位,反覆動作。

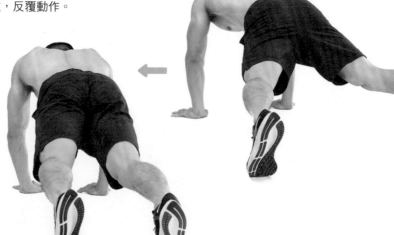

★V字左右摸腳尖

STEP_ 1

身體呈V字，微微屈
膝，雙腳併攏抬起，
雙手往前伸直。

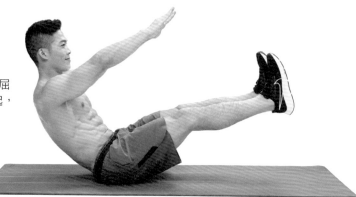

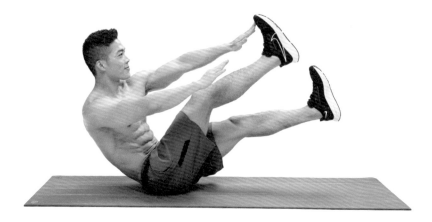

STEP_ 2

雙手交互摸對側腳尖，
反覆進行。

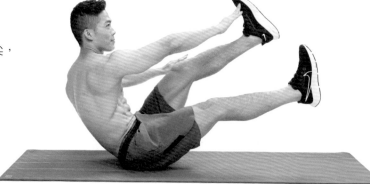

組合 7-D 上肢
倒 V 伏地挺身

STEP_ 1

身體呈倒V姿勢，
像是瑜伽的下犬式。

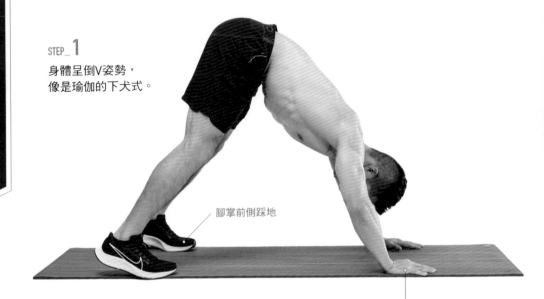

腳掌前側踩地

手掌撐穩地面

STEP_ 2

手肘彎曲、吸氣身體下放，吐氣回到1，
做倒V伏地挺身動作。

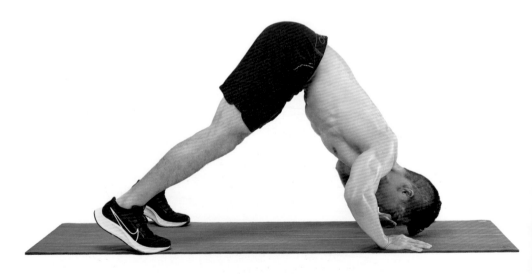

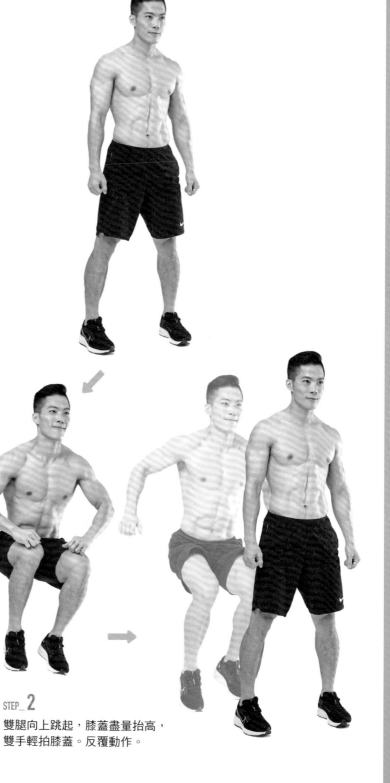

收腿跳

STEP_ **1**

站姿，雙手自然
放在身體兩側。

STEP_ **2**

雙腿向上跳起，膝蓋盡量抬高，
雙手輕拍膝蓋。反覆動作。

組合8-B核心
平板伸手收腿

STEP_ **1**

身體呈手撐平板的動作，
手掌在肩膀下方，
雙腿伸直往後。

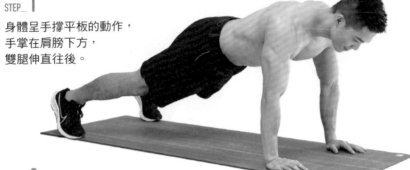

STEP_ **2**

左手向前伸直、右腿抬起，
和身體呈一直線。

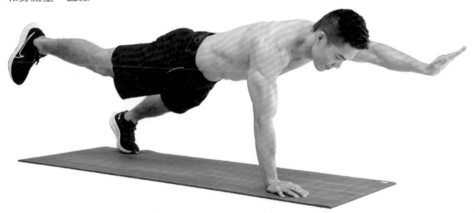

屈膝彎肘時，
身體不可以大幅傾斜

STEP_ **3**

右腿屈膝往前，左手肘碰膝，
再伸直，回到1，換邊重複動作。

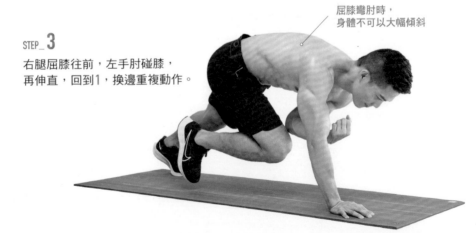

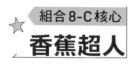

組合 8-C 核心

香蕉超人

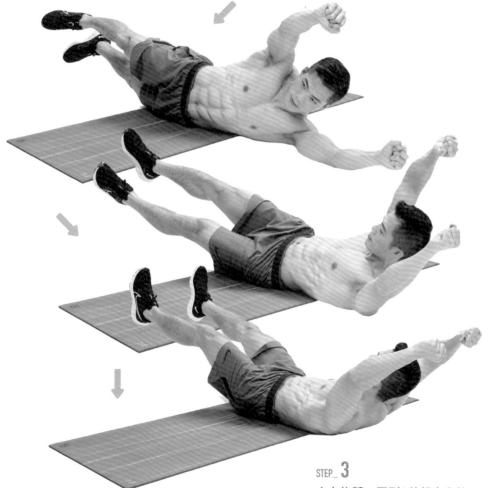

STEP_ **1**

身體呈超人姿勢，
雙手雙腳伸直舉起。

STEP_ **2**

身體向右側旋轉180度至躺姿，
雙手雙手抬起，呈香蕉姿勢。

STEP_ **3**

向左旋轉，回到1的超人姿勢，
反覆進行。

組合 8-D 全身

波比跳伏地挺身

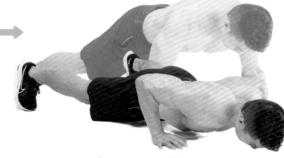

STEP_ **1**
站姿，雙腳打開
與肩同寬。

STEP_ **2**
吸氣、身體下蹲，手掌撐地，
同時雙腿往後蹬，來到平板姿
勢後做一個地伏地挺身。

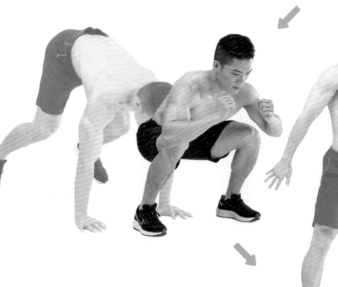

STEP_ **3**
雙腿跳回蹲姿，吐氣、起身往上跳，
回到1，反覆進行。

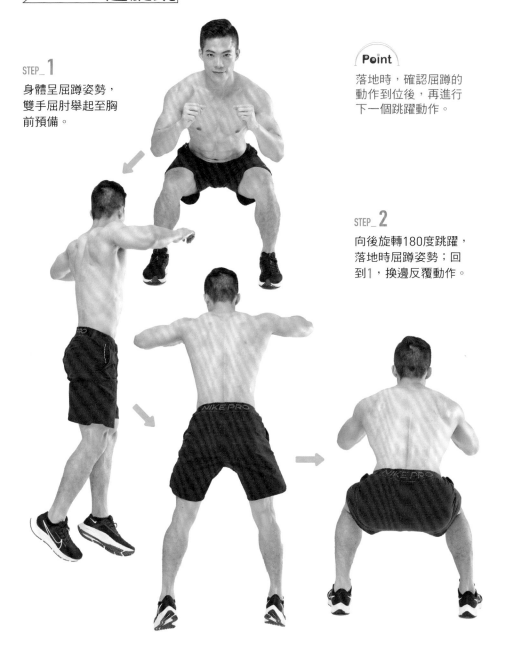

組合 9-A 心肺＋下肢
迴旋跳

STEP_ 1

身體呈屈蹲姿勢，
雙手屈肘舉起至胸
前預備。

Point

落地時，確認屈蹲的
動作到位後，再進行
下一個跳躍動作。

STEP_ 2

向後旋轉180度跳躍，
落地時屈蹲姿勢；回
到1，換邊反覆動作。

⭐ 組合 9-B 心肺＋核心
平板收腿跳

STEP_ **1**

身體呈手撐平板的動作，
手掌在肩膀下方，
雙腿伸直往後。

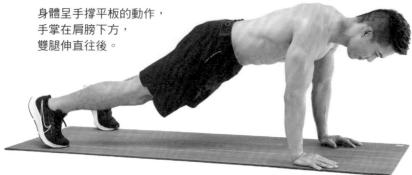

STEP_ **2**

雙腿向前、往身體中
心跳躍，再向後蹬回
到1，反覆動作。

腹部轉體 V 字

STEP_ 1

身體呈躺姿，雙手碰耳、
雙腿併攏。

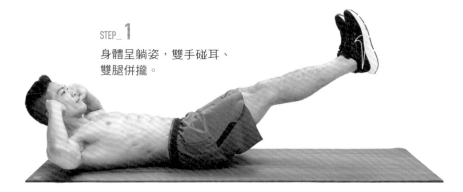

STEP_ 2

左腿屈膝與右手
肘碰觸，回到1，
換邊進行。

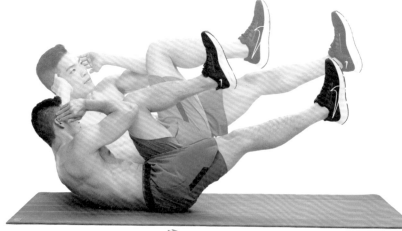

STEP_ 3

雙腿併攏抬高，雙手摸腳尖，
使身體呈V字，回到1後反覆進行。

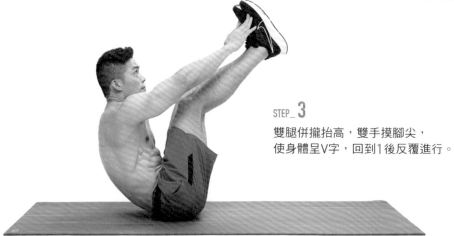

組合 9-D 上肢

★ 眼鏡蛇伏地挺身

STEP_ 1

身體呈倒V姿勢，
前腳掌踩穩地面。

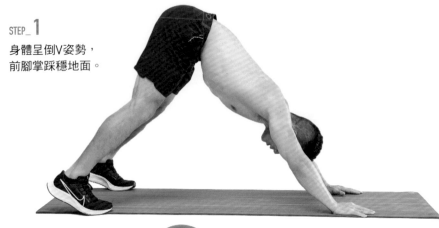

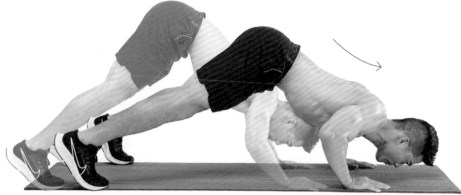

STEP_ 2

吸氣手肘彎曲、身體
向下放；吐氣伸直手
臂推起上半身，呈眼
鏡蛇姿勢後，回到1，
反覆動作。

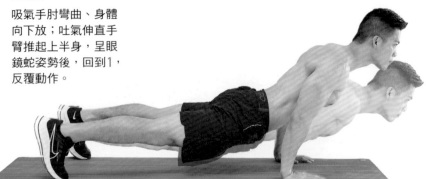

組合 10-A 心肺＋下肢
弓箭步屈蹲跳

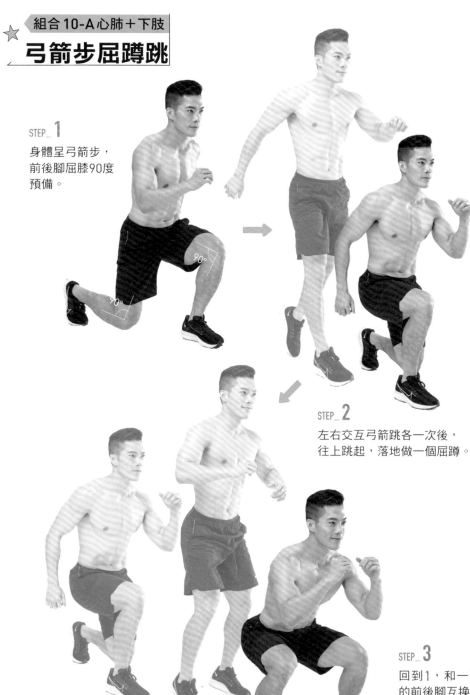

STEP_ 1
身體呈弓箭步，
前後腳屈膝90度
預備。

90°

90°

STEP_ 2
左右交互弓箭跳各一次後，
往上跳起，落地做一個屈蹲。

STEP_ 3
回到1，和一開始
的前後腳互換，重
到1~2的動作。

組合 10-B 核心

★ 平板內外收腿

STEP_ **1**

身體呈手撐平板的動作，
手掌在肩膀下方，
雙腿伸直往後。

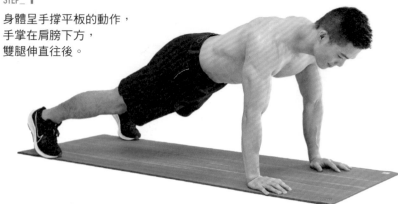

STEP_ **2**

右腿屈膝，向內收腿、靠近左手肘，
再向外抬腿後回到1，換邊反覆動作。

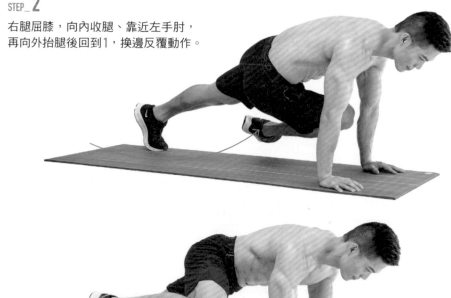

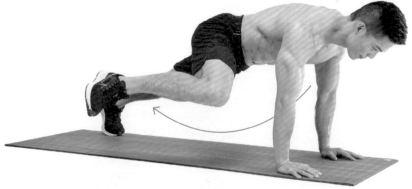

組合 10-C 核心
反覆 M 字

STEP_ 1

坐姿開始，雙手撐在肩膀下方，雙腿併攏屈膝。

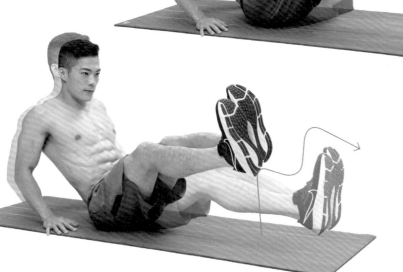

STEP_ 2

雙腿往左畫出M字、再往右畫出M字，反覆動作。

組合 10-D 上肢

開合伏地挺身

STEP_ 1

身體呈窄版伏地挺身預備姿勢，
雙手與肩同寬。

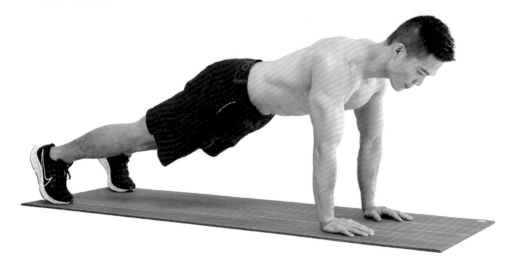

STEP_ 2

吸氣，身體下放，做一個窄版伏地挺身。

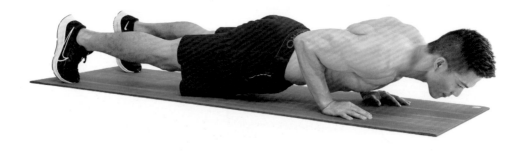

吐氣，身體上推，同時雙手雙腳打開至肩寬1.5倍，
吸氣身體下降，做一個標準伏地挺身。

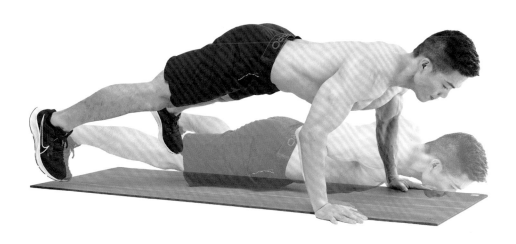

吐氣再次身體上推，雙手雙腳跳回1的原位，反覆動作。

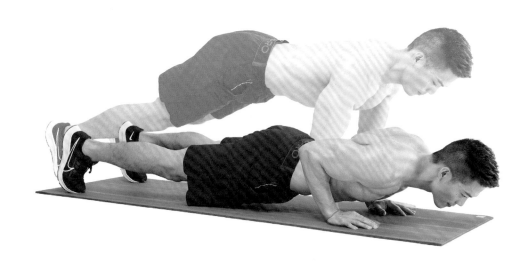

PART FOUR

增肌減脂的外食建議
和懶人料理

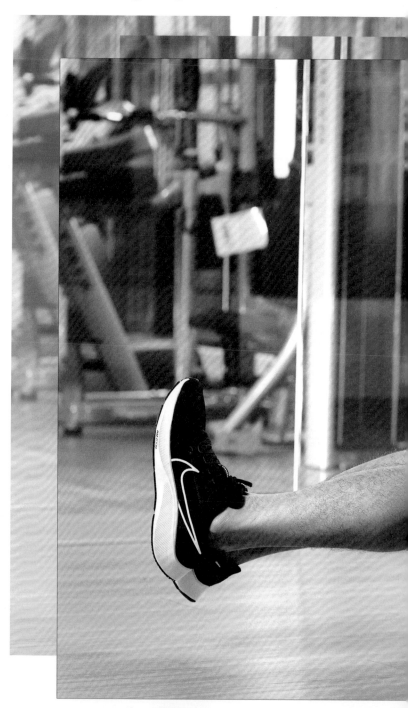

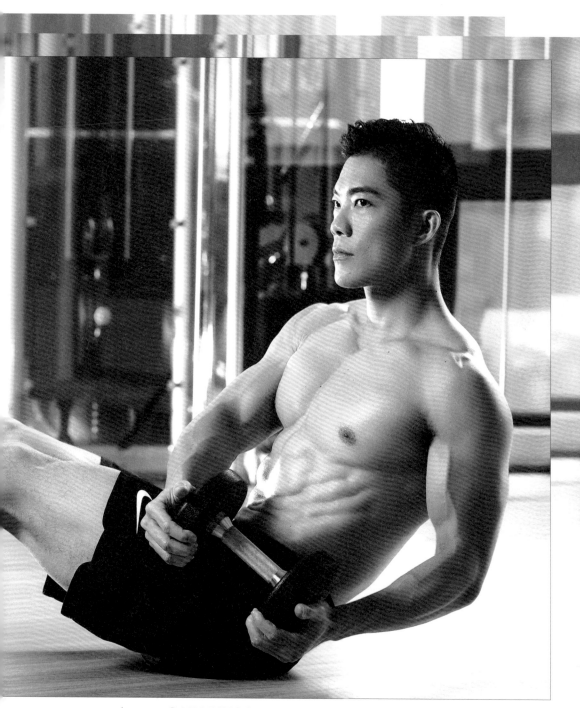

GAIN MUSCLE / **LOSE FAT** /

減脂不減肌，
吃對食物很重要！

※章節內容專業審訂：**楊承樺** 運動營養師

　　現代人生活步調快，加上工作忙碌、社交聚會多，沒有太多時間可以自行準備食物，因此外食比例高，所以挑選健康外食儼然成為人們的必修學分之一，不過外食族最常面臨的狀況便是不曉得該如何挑選食物，以及份量該如何拿捏，而在計算各類營養素含量的同時又令人頭疼，現在只要掌握增肌減脂的飲食原則，就能在選擇外食上一一擊破食物地雷，讓自己離目標更邁進一步。

確立目標，「增肌」
還是「減脂」？

　　在增肌減脂的過程中，三大營養素缺一不可，包括醣類、蛋白質與脂肪，另外維生素、礦物質與膳食纖維也是維持健康所需的必要元素，每餐應盡量吃到所有類型的營養，才能滿足身體所需。

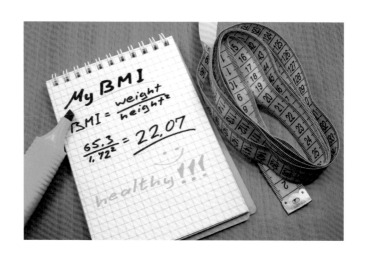

　在第一章中，有提到養成肌肉的五個關鍵，其中特別點出增肌減脂少不了科學化飲食，並且必須先確立自己的目標是增肌還是減脂，兩者需要的一天總攝取熱量不同、攝取食物比例也不同。

　確立目標可依BMI、腰圍與體脂肪而定，BMI雖然無法明確判斷身體的肌肉量，但可以初步判定體重是否過重或過輕，成為增肌或減脂的依據，腰圍則能判斷是否為代謝症候群的高危險群，男性腰圍90公分以上、女性腰圍80公分以上均為高危險群（詳如下表：成人健康體位標準）。

　而體脂肪則是判斷增肌或減脂的最簡單的方式，正常男性體脂肪應落在15～23％，女性為20～28％（詳如下表：體脂肪標準），建議體脂肪偏高者先進行減脂，體脂肪偏低者則應以增肌為主，每隔2週檢驗結果並進行飲食與健身菜單修正。

成人健康體位標準

BMI（身體質量指數）＝體重（公斤）／身高^2（公尺）

成人肥胖定義	BMI 值	腰圍
體重過輕	BMI < 18.5	
體重正常	18.5 < BMI < 24	
體重過重	過重：24 < BMI < 27 輕度肥胖：27 < BMI < 30 中度肥胖：30 < BMI < 35 重度肥胖：BMI > 35	男性 ≧ 90 公分 女性 ≧ 80 公分

體脂肪標準

性別 / 年齡	理想體脂率	
	30歲以下	30歲以上
男性	14 ～ 20%	17 ～ 23%
女性	17 ～ 24%	20 ～ 27%

· 增肌飲食原則

　　飲食原則需依照自己的每日必須消耗量而定，一般男性每日必須消耗量約2300～2400大卡，女性約1350～1750大卡，飲食上每天可以增加200～400大卡左右，比例上需按照個人需求調整，初期可先用以下比例嘗試一週後再微調。

　　☑ 每日攝取熱量高於每日必須消耗量，約多200～400大卡

　　☑ 20～30%蛋白質、20～30%脂肪、40～60%醣類

・減脂飲食原則

減脂飲食原則為每日攝取熱量略低於每日必須消耗量，同時也需補充足夠蛋白質，避免肌肉過度消耗，比例上需按照個人需求做調整，初期可以先用以下比例嘗試一週後再微調。

☑ 每日攝取熱量低於每日必須消耗量，約少100～200大卡

☑ 20～30%蛋白質、20～30%脂肪、30～50%醣類

🍴 聰明挑選 GI 食物幫助增肌減脂

GI（Glycemic index，簡稱 GI）指的是升糖指數，是食物造成血糖上升快慢的指標，GI 值越高則血糖上升越快越久，反之 GI 值越低，血糖上升越緩越短，食用後較不易餓。對健身者來說，平時三餐醣類攝取應以低 GI 食物為主，但健身後的半小時，則可攝取原形、好消化的高 GI 食物幫助合成肌肉。

高 GI 食物特點：容易吸收、食物質地較細
常見食物：白米飯、清粥、南瓜、饅頭、白吐司、蜂蜜、巧克力、餅乾等

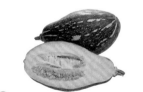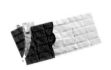

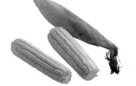

低 GI 食物特點：消化時間較長、食物質地較粗
常見食物：糙米飯、紫米飯、燕麥、薏仁、蒟蒻、藜麥、玉米等

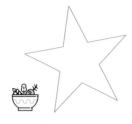

三餐老是在外，
也能吃得健康！

　　在增肌減脂的過程中除了計算一天應攝取的熱量以及該攝取的各類營養，選擇原型食物、營養價值高，並減少攝取加工食物、不攝取過油的調味料也相當重要，以下列舉常見外食，並且依據各類食物提供大家選擇建議。

・便當店

　　便當組成包括主食、主菜與配菜，主食以五穀雜糧飯、紫米飯、糙米飯為主，主菜則可選擇一顆拳頭大的低脂肉品，例如：雞胸肉、烤魚，配菜也是選擇一顆拳頭大的蔬菜，菜品不限，但每日應盡量吃到各色蔬菜。另外也可利用外送App，只要搜尋關鍵字就能出現各式健身餐，裡面已標註熱量，方便計算卡路里。

・自助餐

　　自助餐菜色多，烹調方式也豐富，選擇上應盡量以原型食物，且烹

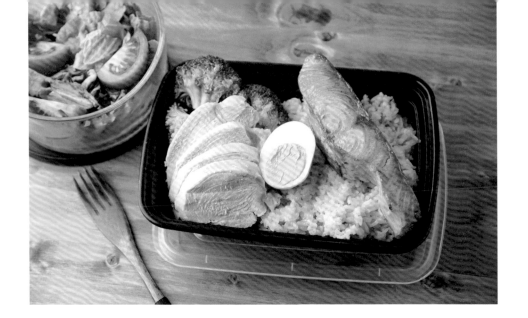

調方式以蒸、煮為主，例如：蒸蛋、白切雞、蒸鯛魚、油量低的蔬菜等，盡量避免選擇高油食物，像是炸排骨、炸雞腿等。

· **麵食**

　　市售麵食多屬精緻澱粉，製作過程中多已去除麩皮和胚芽，大多只剩醣類與少量蛋白質，營養價值不高，不建議經常攝取，倘若想吃則可以選擇製作過程較不油膩的麵食為主，例如：清燉牛肉麵、蔬菜湯麵，這類麵食沒有加入過多的調味，吃起來較清爽；配菜部分可選擇豆干、滷蛋等良好蛋白質，配菜則可以請店家汆燙，加入一點醬油增添些許味道即可。

· **小吃**

　　小吃大致可分為鹹食與甜食，良好鹹食來源包括滷味，食材可以選擇蔬菜、菇類、海帶等原型食物，避免甜不辣、黑輪、花枝丸、油豆腐等加工食品；良好甜食來源包括愛玉、仙草、蒸地瓜等，其中愛玉或仙

草難免會加糖水及其他配料，糖水部分可請店家減半，配料則以紅豆、芋頭等原型食物為主。

・便利商店

現在不少便利商店均推出健身便當，當中含有紫米飯、雞肉、雞蛋、蔬菜等，已經搭配好均衡食材，另外若是要購買單品，則可選擇雞胸肉、低糖豆漿、鮮奶、無糖優格、沙拉、水果等，其中不少超商販賣的雞胸肉都已做好調味並標註營養素，方便計算一天需攝取的熱量，而簡單的調味也較好入口。

・速食

速食的薯條、炸雞等食物多經過高溫油炸，不建議常常吃，而漢堡則可能為高油的混合絞肉，建議減少攝取。不過速食中的潛艇堡則是不錯的選擇，部分店家的潛艇堡會標註脂肪含量，我會選擇脂肪6％以下的種類，並選擇全麥穀物麵包，肉類會選雞肉、燒烤牛，醬料部分通常只加些許橄欖油，避免攝取過多熱量。

・火鍋

火鍋湯底建議以蔬果湯底為主，或是請店家提供白開水，我大多時候吃火鍋會以白湯為主，水滾後加入大量蛤蜊、蒜頭，因此湯底幾乎沒有油脂，非常清爽。肉品部分以海鮮、低脂肉品為主，配料則有白豆腐、菇類、大量蔬菜，醬料部分會利用薄鹽醬油混合蒜末、洋蔥、蔥花、白蘿蔔泥，增添食物風味。

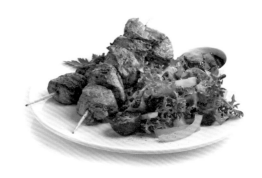

‧燒烤

燒烤多以肉品、海鮮、菇類為主,我會挑選低脂肉品,例如:雞胸肉、里肌肉,盡量避開油花多的肉類,包括培根、五花肉等。此外不論是烤哪類食物,烤熟後大多會直接吃,過程不沾醬或過多調味,另外也會搭配大量蔬菜,像是彩椒、筊白筍、玉米筍等,並以生菜包肉,增加纖維質攝取。

‧素食

我本身不是素食者,但近一年來開始吃彈性素,平均一星期吃三至五餐素食,也就是主食加上原物狀豆類、各類青菜,攝取足量的澱粉、蛋白質與纖維質,同時盡量不吃過多的加工製品,其中部分素肉為了增添口感,製作過程會添加不少調味料,所以應盡量避免。

‧各國料理

常見各國料理包括中式、西式、日式與泰式,挑選原則仍以原型食物為主。

中式:中式料理烹調方式多元,包括涼拌、蒸、煮、炒、煎等,建議以涼拌、蒸、煮的方式為主,像是涼拌冷盤、蒸魚、烤鴨等,避免煎、炸、爆炒等料理。

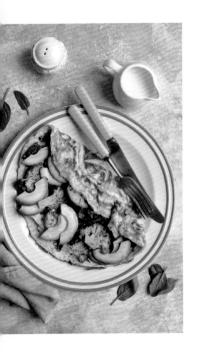

西式：西式料理包括義大利麵、焗烤料理等，原則上料理越繁複可能添加物越多，高鈉、高油的機會也較高，建議以清炒義大利麵、煎歐姆蛋等簡單烹調的食物為主。

日式：日式料理包括壽司、拉麵，不少人以為壽司含有抗性澱粉可以無壓力的吃，但仍需注意攝取量，日式拉麵則應選擇湯頭清爽、蔬菜量多的麵品為主。

泰式：泰式料理重視酸辣調味，食用時應避免選取較高油的料理，例如椒麻雞，並以涼拌、清蒸類食物為主，像是青木瓜沙拉、涼拌粉絲、清蒸檸檬魚等。

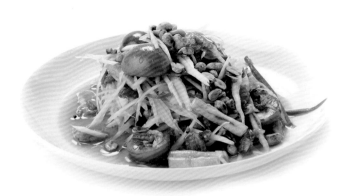

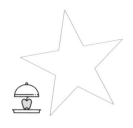

健身教練的
10道懶人料理

運動、飲食雙管齊下是增肌減脂不變的策略，除了聰明挑選外食，自製健身餐也是非常好的選擇，透過購買食材、掌握分量、自行烹煮，當中可以更加認識各類食物的營養價值與自身需要的食材比例，幫助自己培養良好飲食習慣。

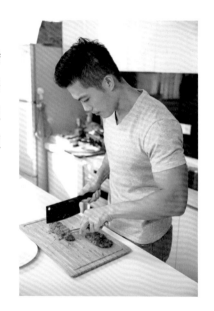

選購食材，
注意三大營養素

不論是「增肌」還是「減脂」，均需攝取醣類、蛋白質與脂肪，同時也需攝取足量纖維質滿足身體所需，購買分量一次以三天份或五天份而定，購買後須做好分裝與保鮮，保持食材新鮮度，三大營養素來源對

應的良好食物來源分別如下。

·醣類

糊米、紫米、五穀米、十穀米、玉米、紅豆、綠豆、全麥麵包、全麥麵、燕麥等，攝取足量醣類可以提供能量、幫助合成肌肉，是不可或缺的營養之一。

·蛋白質

雞蛋、雞胸肉、牛腱肉、鮭魚、鯛魚、豆腐、豆干等，其中雞蛋與雞胸肉是良好的高CP值動物性蛋白質來源，牛腱肉則是紅肉中脂肪含量較低的肉品，鮭魚與鯛魚含有豐富蛋白質，鮭魚更含有良好的omega-3

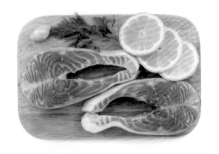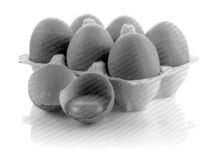

魚油，豆腐與豆干則是良好的植物性蛋白質來源。

·脂肪

脂肪除了隱藏在肉品中，烹調用的油品也相當重要，油品依據飽和脂肪酸、單元與多元不飽和脂肪酸含量可分為三種：

·飽和脂肪酸：奶油、豬油、椰子油、可可油等。

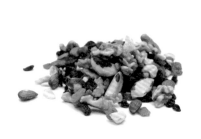
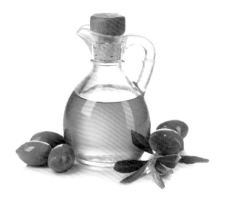

- **單元不飽和脂肪酸**：橄欖油、苦茶油、堅果油、酪梨油等。
- **多元不飽和脂肪酸**：葵花油、芝麻油、魚油等。

選擇時建議以單元或多元不飽和脂肪酸含量高的油品為主，其中又以橄欖油、苦茶油較為推薦，因為這類油品烹調風味佳，適量添加也可降低體內壞膽固醇，而動物性油脂的飽和脂肪酸含量較高，吃多容易引起高血壓、高血脂等病症。

除了油品，也可以選購無調味堅果種子，像是花生、腰果、核桃、開心果、瓜子等，當中含有豐富的維生素E與礦物質，一次建議食用一茶匙量。

一鍋到底，
好菜輕鬆上桌

健身餐的原則便是以原型食物為主，且烹煮方式簡單、輕調味，以下分享10道一鍋料理，包括萬用的電鍋、幫助減脂的氣炸鍋以及變化多的平底鍋餐，每天可變換不同菜色，吃得健康又無負擔。

蔥蒜清蒸鮭魚

食材

輪切鮭魚	1片
鹽	少許
青蔥	1根
蒜頭	1球
薑	1片
米酒	少許

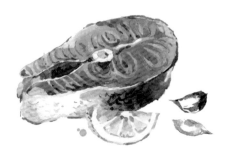

作法

1_ 鮭魚兩面抹薄鹽，加入米酒去腥，放置30分鐘

2_ 蔥白切段、蒜頭去皮切片、薑片切絲備用

3_ 蔥綠切絲泡水備用

4_ 抹去鮭魚兩面的鹽並另外盛盤

5_ 將作法2的食材放在鮭魚盤內，淋上米酒並放入電鍋，外鍋一杯水，按下開關

6_ 開關跳起後再悶5～8分鐘，取出後撒上蔥綠即完成

營養價值｜鮭魚含有豐富的蛋白質、omega-3脂肪酸（EPA、DHA）、鋅、維生素，不僅是優質蛋白質來源，更可以增強身體免疫力、抗發炎、幫助傷口癒合，另外EPA、DHA也有對大腦與眼睛有益，豐富的維生素更能維持神經健康。

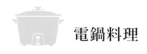
洋蔥燉雞肉

食材

洋蔥	1/2 顆
雞胸肉	1 片
薄鹽醬油	少許
味醂	少許

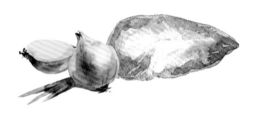

作法

1_ 洋蔥切片備用

2_ 雞胸肉切適口大小盛盤,淋上少許薄鹽醬油、味醂

　▸▸▸ 也可以換成去皮雞腿肉或換成喜歡的調味

3_ 洋蔥片放入雞胸肉盤內,並放入電鍋,外鍋一杯水,按下開關

4_ 開關跳起後再悶 5 ～ 8 分鐘,取出後即完成

營養價值

洋蔥含有豐富的維生素、鉀、鋅、鈣等礦物質,具有抗氧化、抗發炎、降低血液中膽固醇等作用;雞肉脂肪含量低,並且能提供豐富蛋白質,有助於修復組織、組成新細胞、並能幫助身體合成肌肉。

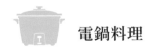 電鍋料理

蒜頭蛤蜊花枝

食材

蛤蜊	150克
花枝	1/2隻
蒜頭	1球
薑片	2片
米酒	2匙

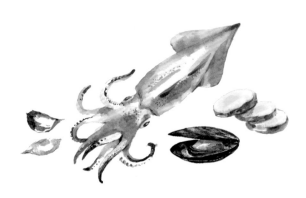

作法

1_ 蛤蜊洗淨放入鹽水中吐沙，約泡2～3小時

2_ 花枝清理去皮後切片備用，蒜頭去皮、薑片切片備用

3_ 將吐沙後的蛤蜊和作法2的食材放入電鍋內鍋

4_ 內鍋倒入1杯水、並加入米酒，外鍋一杯水，按下開關

5_ 開關跳起後再悶5分鐘，取出後即完成

 營養價值 這道菜僅以蒜頭、米酒、薑片提味去腥，沒有過多調味，幾乎完整保留食材原有的鮮味，但要避免悶煮時間過長以免口感變乾。蛤蜊口感香甜熱量低，每100公克熱量約為37大卡，且富含蛋白質、維生素B12、牛磺酸、鐵、碘、鈣等維生素與礦物質；花枝口感軟Q，同時也是營養價值高、極低脂肪量、低熱量的食物，含豐富蛋白質和礦物質。

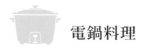
低脂香菇雞湯

食材

棒棒腿	3 隻
蒜頭	1 球
薑片	2 片
香菇	4 朵
米酒	2 匙

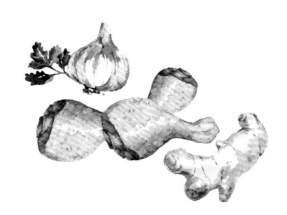

作法

1_ 棒棒腿加熱汆燙去皮、血水備用

2_ 蒜頭去皮、薑片切片備用，香菇稍微沖水後備用

3_ 將作法 1 ～ 2 的食材放入電鍋內鍋中

4_ 內鍋倒入 1 杯水、並加入米酒，外鍋一杯水，按下開關

5_ 開關跳起後再悶 5 分鐘，取出後即完成

 營養價值

很多健身朋友在增肌減脂的過程中不敢喝湯，擔心湯的油脂太多、熱量太高，不過這道料理皆是以原型食物呈現，並且已經在事前先將棒棒腿去皮，而雞肉的油脂低、蛋白質豐富，香菇更含有豐富的膳食纖維、蛋白質、維生素，適量食用可以降低膽固醇、維持腸道健康，不僅幫助健身也養生。

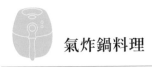

無油煙檸檬鮭魚

食材

鮭魚	1 片
米酒	少許
鹽	少許
檸檬	1/2 顆

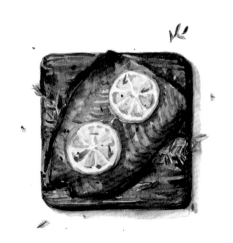

作法

1_ 鮭魚抹薄鹽，加入米酒去腥放置 30 分鐘

2_ 30 分鐘後將鮭魚兩面的鹽、米酒抹去，放入氣炸鍋內鍋

3_ 調整到魚類模式，時間到一半時打開翻面、繼續氣炸

　▶▶▶ 翻面時小心不要被燙到

4_ 時間到取出鮭魚，檸檬切片、適量擠在鮭魚上，即完成

營養價值　鮭魚是優質的蛋白質、多元不飽和油脂來源，更含有豐富 EPA、DHA、鋅、維生素，EPA、DHA 屬於 Omega-3 抗發炎好油，可以幫身體減少發炎。一般料理鮭魚時總是擔心油脂太多，不小心吃過多攝取過多熱量，這道菜利用氣炸鍋料理的特性，氣炸過程逼出多餘油脂，最後並加入檸檬提升魚肉香氣，是一道健康香氣宜人的料理。

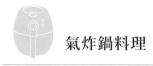
低脂蒜味牛肉片

食材

牛菲力	2塊
蒜頭	2～3顆
橄欖油	少許
海鹽	少許

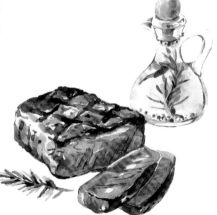

營養價值

這道菜可以依照個人喜好選擇喜歡的牛肉部位，但盡量以油花分布少的部位，可以挑選牛腱、里肌部位，避免牛五花、牛腩、沙朗等肉品。牛肉富含蛋白質、維生素與鐵，對於合成肌肉、組織修復、恢復活力都相當有幫助。

作法

1_ 牛菲力切片、蒜頭切片備用

2_ 將切片的牛肉兩面抹上橄欖油、表面撒上蒜片

3_ 按下肉類模式，時間到一半時翻面繼續氣炸

4_ 時間到後取出盛盤，旁邊放入一匙海鹽即完成

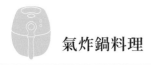

氣炸鍋料理

健康炸雞排

食材

雞胸肉	1 片
蒜頭	2 ～ 3 顆
日式醬油	少許
無糖優格	1 杯
原味玉米片	適量
胡椒粉	少許

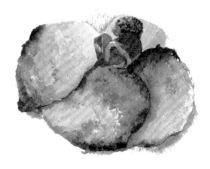

營養價值

作法

1_ 雞胸肉切片、蒜頭去皮磨成泥備用

2_ 雞胸肉加入日式醬油、蒜泥、優格醃製 15 ～ 20 分鐘

3_ 玉米片放入透明袋中將其搗碎,並鋪上雞胸肉的兩面

4_ 玉米片雞胸肉放入氣炸鍋,按下肉類模式,時間到一半時翻面繼續氣炸

5_ 盛盤,撒上胡椒粉即完成

健身過程中常常得控制口慾,不能吃太多炸物,以免攝取過多油脂造成身體負擔,這道料理利用原味玉米片取代麵衣,並放至氣炸鍋氣炸,過程減少許多額外油脂,並能攝取到穀物與豐富的蛋白質,可以放心大口享用。

乾煎豆腐

食材

豆腐	1盒
蒜頭	2～3顆
蔥	1根
油	少許

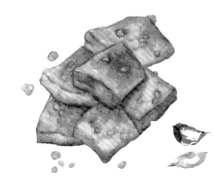

作法

1_ 豆腐切成適合大小,蒜頭去皮切末、蔥切蔥花備用

2_ 平底鍋倒入少許油熱鍋,並加入蒜末爆香

3_ 豆腐煎至雙面皆呈金黃色後起鍋盛盤,撒上蔥花即完成

 營養價值｜健身過程中不僅要攝取動物性蛋白質,植物性蛋白質也相當重要,豆腐是植物性蛋白質的良好來源,可以視個人口味選擇低熱量的嫩豆腐、雞蛋豆腐或傳統豆腐,但須避開高熱量或容易吸油的百頁豆腐、油豆腐、凍豆腐。豆腐可以提供蛋白質維持肌肉量、新陳代謝、降低脂肪囤積,尤其平價又美味的特性,是CP值很高的食材。

無油歐姆蛋

食材

雞蛋	2顆
鮮奶	1大匙
鹽	少許

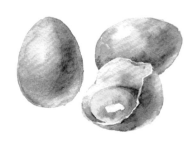

作法

1_ 雞蛋打散，加入鮮奶、鹽混合

2_ 平底鍋開小火，熱鍋後加入混合蛋液

3_ 將鍋子稍微傾斜，並用筷子在蛋液中畫圈

4_ 蛋液表面稍熟後將裡面蛋汁包起，盛盤即完成

 營養價值 這道料理源自於我在國外參賽時的啟發，當時準備比賽，身心皆須做好準備，因此飲食上更需斤斤計較，當時住宿飯店提供現煎歐姆蛋，我請廚師不要加油，廚師很驚訝的說：「不加油怎麼行呢？」但我仍請廚師試試，果然煎得起來，且口感與一般歐姆蛋無異，從此我便會在家自行做這道料理，不僅可以攝取蛋的全營養，也能補充鈣質。若希望增加飽足感，也可加入彩椒、蔬菜等，豐富味道並攝取更多營養素。

炒五彩時蔬

食材

蒜頭	2～3顆
花椰菜	1小顆
紅椒	1/2顆
黃椒	1/2顆
豆莢	70g
油	少許
薄鹽醬油	少許
水	1/2杯

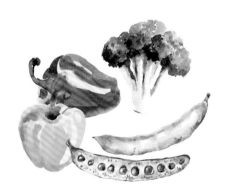

作法

1_ 蒜頭去皮切末備用，花椰菜切小塊，紅椒和黃椒切條狀備用，
    豆莢去絲備用

2_ 平底鍋內倒入少許油，放入蒜末爆香

3_ 加入作法1，並加入薄鹽醬油至上一點色即可

4_ 轉至中火，並倒入1/2杯水繼續翻炒

5_ 蓋上鍋蓋煮至沸騰，開蓋繼續翻炒至全熟盛盤，即完成

營養價值

這道料理加入各色蔬菜，可依據個人喜好變換食材，不過盡量以當季時蔬為主，可以獲得較完整的營養。蔬菜含有豐富的水分、膳食纖維、維生素與礦物質，可以增加飽足感，並能刺激腸胃蠕動幫助排便，不少剛開始健身的朋友由於焦點容易放在蛋白質食物忽略了其他營養，因此容易便秘，這時候就要多攝取膳食纖維與水分，才能順利排便。

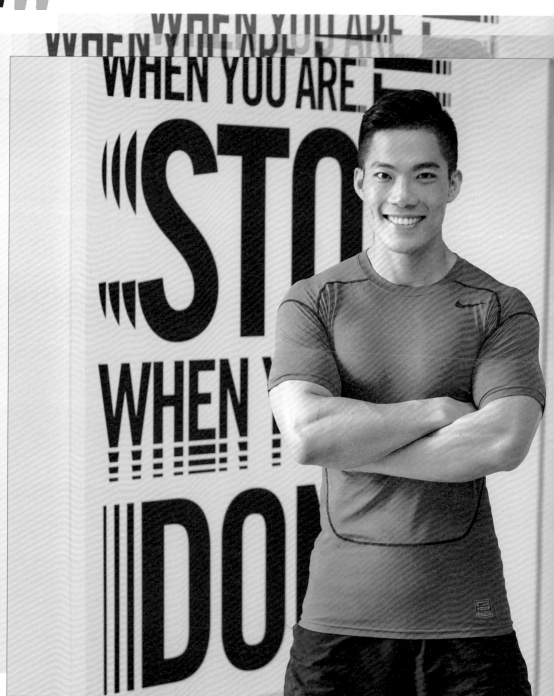

PART FIVE

PARENT-CHILD / **SENIOR CITIZENS** /

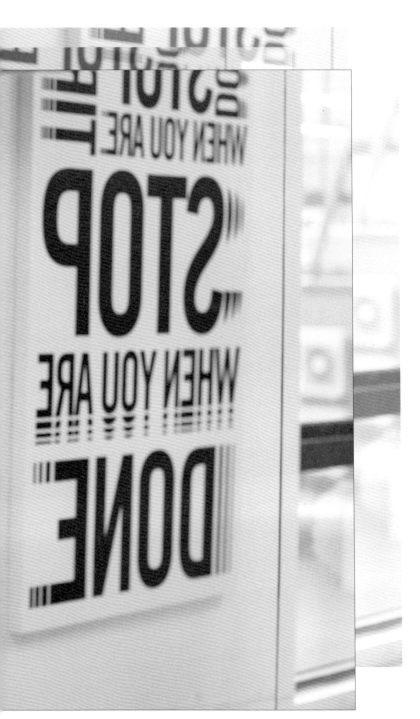

親子和銀髮族健身

運動時間和親子時光，
不用二選一！

　　在還沒有孩子前，我常聽到周圍已經當爸媽的朋友說，等到有孩子後你就知道當父母後自己的時間變得很少，幾乎無法好好運動，當時我心想怎麼可能，再忙應該也能擠出時間來。直到有了大兒子小浩克後，我才深深體會到成為父母，必須無條件的照顧孩子，生活大小事盡量以家庭為重，自己的時間變少，當時我一直苦思，該如何同時兼顧健身本分與家庭呢？答案出來了！那就是帶著孩子一起運動。

帶著孩子一起
玩運動遊戲

　　帶著孩子一起運動好處多，包括提升親密關係、培養孩子運動興趣、促進肢體協調，更能提升體力與大腦發展。不過，在孩子還處於0～6歲的嬰幼兒時期時，運動稱為「運動遊戲」，指的是根據孩子的年

紀與身體狀況設計適合他們的遊戲，讓他們可以在運動中享受快樂，感覺就像是跟爸媽玩一場好玩的遊戲，以促進親子關係和身心發展。

在這個章節中我設計十個健身運動遊戲，分別是六個月～兩歲的小寶遊戲與兩歲～六歲的大寶遊戲，這是因為每個階段的幼童身體發育狀況不同，因此可以玩的健身運動遊戲也不同。

年齡	目的	適合的運動遊戲	每項運動時間
6 個月～ 2 歲	1. 接觸運動、熟悉運動 2. 培養運動樂趣 3. 增進親子關係	以抱著孩子的負重運動為主例如：屈蹲、後弓箭步	30 秒
2 歲～ 6 歲	1. 培養運動樂趣 2. 促進肢體協調 3. 增進親子關係	以能夠牽手的健身運動為主例如：抬腿跑、碎步	30 秒

【親子運動注意事項】

0～6歲是嬰幼兒發展快速的時期，在這個時候讓孩子多探索、什麼都玩很重要，不過一方面也要注意孩子的情緒與身體狀況，運動時以動為主，重質不重量，不強求時間長度，爸媽僅須在安全範圍內陪玩即可，注意事項如下：

① 爸媽一定要在身旁，並且安全第一。

② 在孩子心情愉悅的狀況下進行。

③ 當孩子不耐煩或感到勉強時先暫停。

④ 運動中適度補充水分。

抱Baby屈蹲

〔訓練〕｜ 臀大肌 ｜ 股四頭肌 ｜

〈適合年齡〉6個月〜2歲

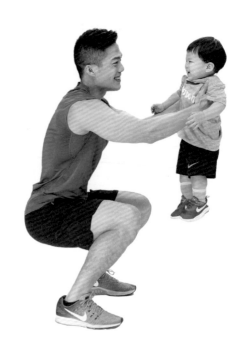

STEP_1

站姿，抱穩Baby，雙腳打開
與肩同寬，膝蓋腳尖對齊。

STEP_2

吸氣，臀部向後推、背打直，
下蹲至90度，再回到1。

抱Baby後弓箭步

〔訓練〕｜ 臀大肌 ｜ 股四頭肌 ｜

〈適合年齡〉6個月〜2歲

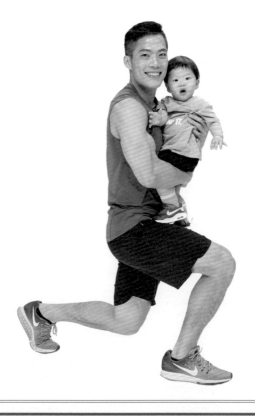

STEP_1

站姿，抱穩Baby，單腿向後
跨，呈弓箭步。

STEP_2

踩回原位，換邊重複動作。

☆ 坐姿抱Baby肩上推

| 訓練 | 三角肌 | 三頭肌 |

〈適合年齡〉6個月～2歲

STEP_ 1

坐在椅子上，抱著Baby
在胸前。

STEP_ 2

吐氣，雙手舉起Baby，
吸氣再回到原位。

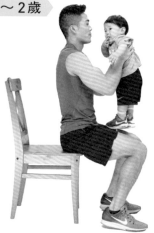
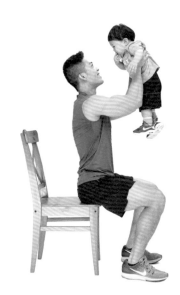

☆ 抱Baby俄羅斯旋轉

| 訓練 | 核心肌群 |

〈適合年齡〉6個月～2歲

STEP_ 1

抱著Baby，屈膝坐在地板上。

STEP_ 2

核心用力、腹部收緊，將Baby
左右旋轉。

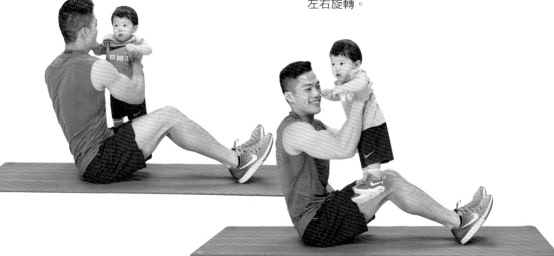

抱Baby捲腹

> 訓練 | 核心肌群 |

〈適合年齡〉6個月～2歲

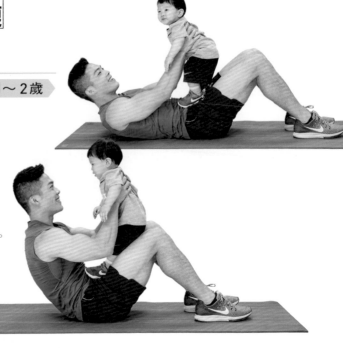

STEP_1

身體呈仰臥起坐姿勢。

STEP_2

舉起Baby，腹部用力、
上半身抬起，回到原位。

牽手抬腿跑

> 訓練 | 心肺 | 下肢肌群 |

〈適合年齡〉2歲～6歲

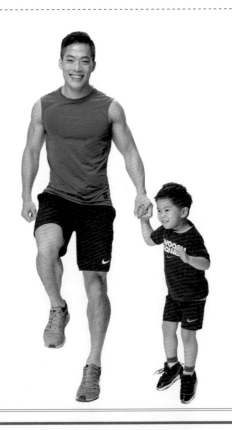

STEP_1

牽著小朋友，準備跑步姿勢。

STEP_2

兩人一起原地抬腿跑，雙腳要
輪流抬高。

牽手屈蹲

訓練 | 臀大肌 | 股四頭肌 |

〈適合年齡〉2歲～6歲

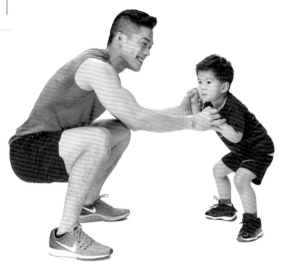

STEP_ 1

牽著小朋友，站姿雙腳與肩同寬，膝蓋腳尖對齊。

STEP_ 2

一起臀部向後推、背打直，下蹲至90度再回到原位。

牽手碎步

訓練 | 心肺 | 下肢肌群 |

〈適合年齡〉2歲～6歲

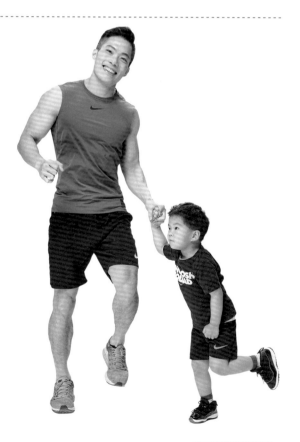

STEP_ 1

牽著小朋友，準備跑步姿勢。

STEP_ 2

一起開始原地快速踩踏。

牽手繞圈

〔訓練〕｜心肺｜下肢肌群｜

〈適合年齡〉2歲〜6歲

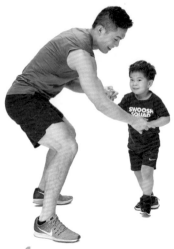

STEP_ **1**

雙手牽著小朋友，都踩半蹲姿勢，雙腳與肩同寬、膝蓋腳尖對齊。

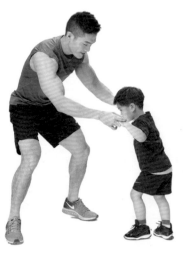

STEP_ **2**

維持蹲姿，一起往右順時鐘繞一圈，再往左逆時鐘繞一圈。

親子開合跳

〔訓練〕｜心肺｜下肢肌群｜

〈適合年齡〉2歲〜6歲

STEP_ **1**

和小朋友一前一後站著，牽著小朋友的手，雙腳併攏。

STEP_ **2**

跳起來時雙手往上伸直、互拍，雙腳往外跳開。重複動作。

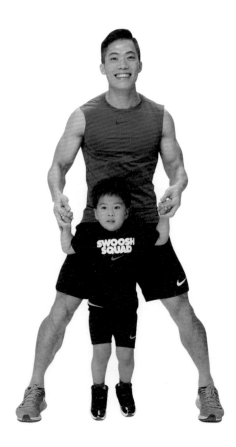

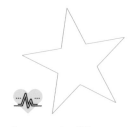

每天動一動，
強健體力、保持健康

　　老化是多數人會遇到的人生議題。隨著年紀增長，肌肉會逐漸流失、反應力會降低，生理功能也會退化，嚴重者更容易因為跌倒而骨折受傷，復原期也相對較久，為了對抗身體肌肉的退化，我們可以透過健身，維持肌力，降低老化、遠離病痛。

運動抗衰老，
是最棒的養生法

　　規律運動能對身體起保護作用，包括延緩肌肉流失、促進關節活動度、增進心肺功能與身體協調性，並能維持免疫系統功能，降低罹患慢性病的風險。我的學員中不乏有年長者，不少銀髮族因為工作退休、為了尋找生活樂趣而來，剛開始接觸健身時也曾遇到挫折，包括力氣不夠、活動量不足等，但隨著每周二～三次、每次一小時的運動頻率，漸

漸提升肌力與肌耐力，有時銀髮族的學員做的重量還不輸年輕人。

　　這個章節中我設計十個銀髮族的健身動作，並以強化下肢肌群和骨骼密度為主，長輩們可以看著照片同步做動作，養成運動習慣喔！

姿勢	目的	每項運動時間
站姿 例如：站姿外抬腿、 站姿腿畫圈	1. 強化下肢肌力 2. 促進關節活動	30 秒
坐姿 例如：坐姿單腳伸腿、 坐姿單腳屈膝抬腿	1. 強化核心肌群 2. 強化下肢肌力 3. 促進關節活動	30 秒

【樂齡族健身注意事項】

　　銀髮族運動時應以安全為優先，運動時應準備椅子，不僅可以做為健身輔助，也能在身體沒力或重心不穩等狀況時及時坐下休息，以下為注意事項：

① 運動前後做足暖身與伸展。

② 運動時有呼吸不順、頭暈、胸悶、心悸等現象應立即停止。

③ 運動頻率從每週2～3天開始，養成習慣後再逐步增加次數和時間。

④ 若患有心臟病、高血壓、退化性關節炎等疾病應諮詢醫師後再運動。

☆ 站姿外抬腿

| 訓練 | 臀大肌 |

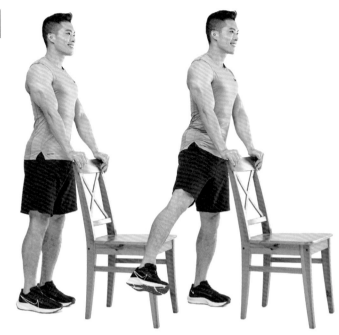

STEP_ 1

站姿，雙手扶著椅子。

STEP_ 2

用臀部力量，吐氣，將單腳向外展，吸氣回到1後換邊。

☆ 站姿腿畫圈

| 訓練 | 髖關節活動 |

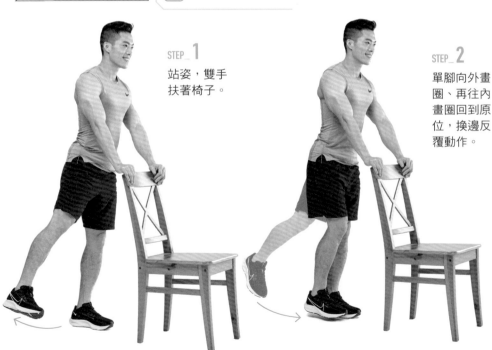

STEP_ 1

站姿，雙手扶著椅子。

STEP_ 2

單腳向外畫圈、再往內畫圈回到原位，換邊反覆動作。

站姿單腳折彎 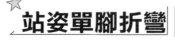 | 訓練 | 臀大肌 | 股二頭肌 |

STEP_1
站姿,單手
扶著椅子。

STEP_2
核心出力,身體折彎,
將單腿向後伸,同側手
往前伸,回到1。

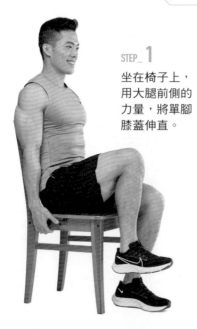
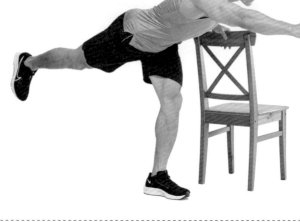

坐姿單腳伸腿 | 訓練 | 股四頭肌 |

STEP_1
坐在椅子上,
用大腿前側的
力量,將單腳
膝蓋伸直。

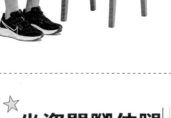

STEP_2
反覆伸膝屈膝,
再換另一腳重複
動作。

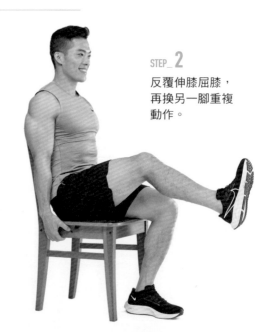

坐姿單腳屈膝抬腿　訓練 ｜核心肌群｜

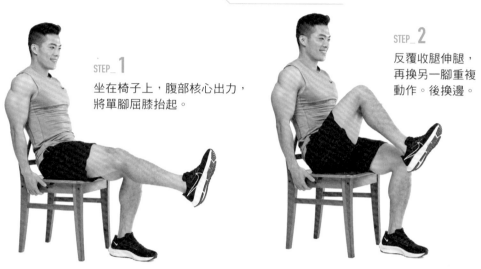

STEP_ 1
坐在椅子上，腹部核心出力，將單腳屈膝抬起。

STEP_ 2
反覆收腿伸腿，再換另一腳重複動作。後換邊。

椅子屈蹲　訓練 ｜臀大肌｜股四頭肌｜

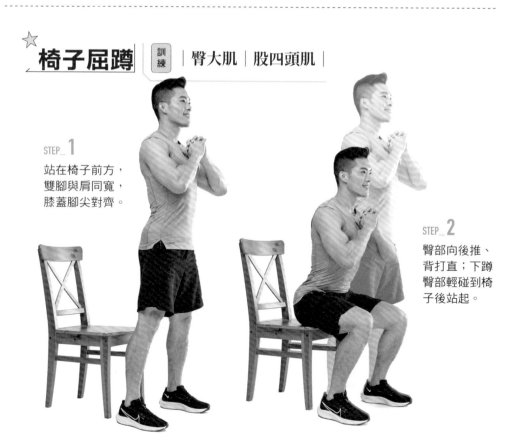

STEP_ 1
站在椅子前方，雙腳與肩同寬，膝蓋腳尖對齊。

STEP_ 2
臀部向後推、背打直；下蹲臀部輕碰到椅子後站起。

⭐ 椅子身體折彎

> 訓練 ｜ 下背肌群 ｜

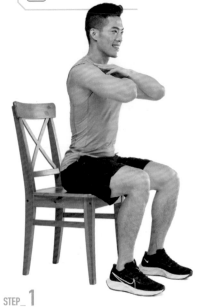

STEP_1

坐在椅子上，雙腳與肩同寬，
雙手交叉輕碰肩膀。

STEP_2

吸氣，身體向前折彎，
背部維持一直線。

STEP_3

吐氣起身回到原位，重複動作。

⭐ 椅子踮腳

> 訓練 ｜ 腓腸肌 ｜

STEP_1

雙手扶穩椅子，
站姿，雙腳與肩
同寬、膝蓋腳尖
對齊。

STEP_2

踮起腳尖，感覺
小腿後側用力，
反覆踮起放下。

站姿後勾腿

訓練 | 股二頭肌 |

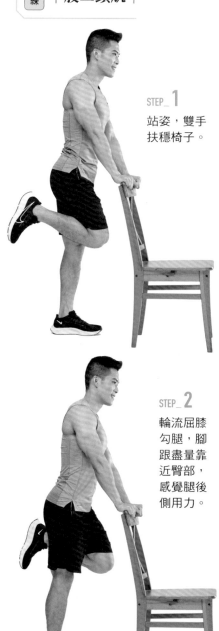

STEP_1
站姿，雙手
扶穩椅子。

STEP_2
輪流屈膝
勾腿，腳
跟盡量靠
近臀部，
感覺腿後
側用力。

站姿原地踏步

訓練 | 心肺 | 下肢肌群 |

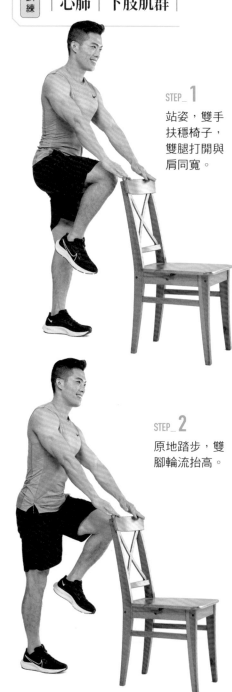

STEP_1
站姿，雙手
扶穩椅子，
雙腿打開與
肩同寬。

STEP_2
原地踏步，雙
腳輪流抬高。

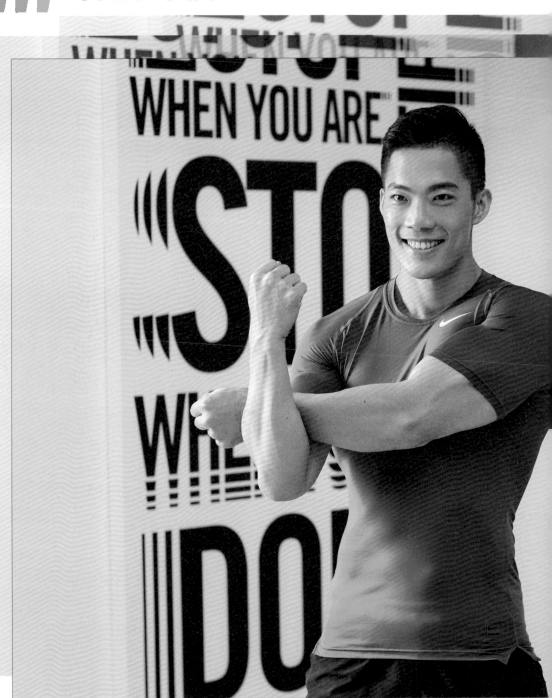

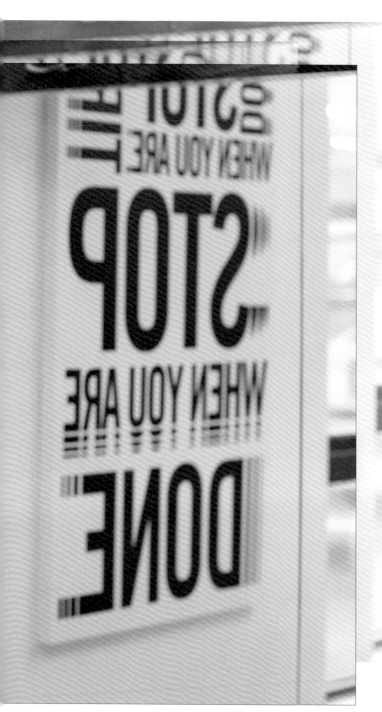

常見的健身運動傷害

六大常見健身受傷部位與原因

　　從事運動時最基本的原則就是要避免受傷，有正確的運動姿勢與課程規劃，才能有效達成目標。然而不少人常因為姿勢不正確或是暖身不足而造成運動傷害，這些常見的受傷部位包括肩膀、手肘、手腕、下背、膝蓋等等。

　　當某些部位發生運動傷害時，一定要先停止這個部位的訓練動作，千萬不要覺得「多動幾下就不痛」，並且要盡快釐清原因與治療、不逞強繼續進行，恢復之後再繼續練。

肩膀

　　許多健身動作經常會使用到肩關節，在健身過程中常見的錯誤姿勢包括聳肩、肩胛骨沒有穩定，就容易使肩關節壓力過大造成磨損，嚴重者甚至會引起肌腱或韌帶撕裂傷。

常見動作：肩上推、飛鳥、伏地挺身、啞鈴胸推
常見原因：聳肩、肩胛骨未穩定

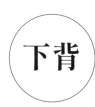

下背

在健身的過程，很容易因為姿勢不正確造成下背的運動傷害，像是屈蹲的動作，很多人常常會駝背；或是伏地挺身與平板支撐的動作，很容易腰部塌陷。

在做以上相關動作時，要先把姿勢做標準，背部應呈一直線，不駝背、腰部不塌陷，初學者可以先從照鏡子開始，觀察背部是否成一直線，若是姿勢不正確，包括背部沒有打直、駝背、腰部塌陷等，則容易使腰椎承受過大壓力，導致下背痛。

常見動作：平板支撐、伏地挺身、屈蹲、硬舉
常見原因：背部未打直、駝背、腰部塌陷、過度拱腰

手肘

手肘常見的問題，通常是手臂推得太直造成肘關節「鎖死」，或是二頭彎舉時，下放過直與不當甩動，容易造成關節壓力過大而磨損。

常見動作：伏地挺身、二頭彎舉、肩上推
常見原因：手肘鎖死、重量過重

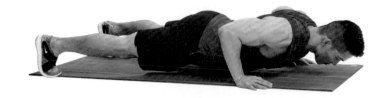

手腕

　　手腕常見的運動傷害，通常都是錯誤地用手掌支撐全身重量，造成手腕不舒服，因此手腕姿勢更顯重要。當手掌撐地時，手掌的五根指頭應同時用力，來分擔手腕的壓力，假使手指過度放鬆，容易使手腕壓力過大而疼痛。

常見動作：手撐平板、伏地挺身

常見原因：手掌未完全貼地、手腕過度放鬆

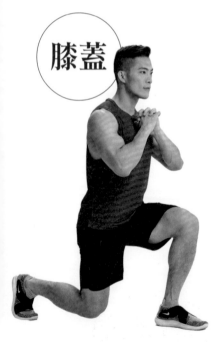

膝蓋

　　運用膝蓋的動作主要為下肢訓練，容易出現錯誤包含膝蓋與腳尖沒有對齊和膝蓋角度過小。姿勢不正確容易造成十字韌帶、半月板或髕骨損傷。其中十字韌帶是膝關節中最重要的韌帶，若被不當拉扯、扭轉就易損傷；半月板位於膝關節內，是一種纖維軟骨，若遭受不當擠壓就易磨損；髕骨是膝蓋前面的一塊小骨頭，又稱為「膝蓋骨」，當髕骨有不正常的滑動就容易造成發炎。

常見動作：下肢訓練，例如：屈蹲、弓箭步

常見原因：膝蓋與腳尖沒有對齊

肌肉

　　健身時經常可以聽到「肌肉拉傷」，原則上進行任何訓練時，**只要暖身不足、姿勢不正確、重量過重、組數訓練過多，當肌肉無法承受時就容易拉傷**，症狀包括疼痛、紅腫、發炎等等，根據拉傷程度可分為第一度、第二度與第三度；第一度僅肌肉纖維輕微疼痛，第二度為肌肉纖維有部分斷裂現象，第三度為肌肉纖維完全斷裂，只要稍稍活動就會感到疼痛，應盡快就醫治療。

　　另外，肌肉拉傷經常與肌肉痠痛混淆，簡單的區分方式可從痛感時間來進行初步判斷，當運動當下或二十四小時內感到痠痛，經過適度休息、補充營養就能恢復的狀況，通常是肌肉痠痛，相對的，若是疼痛感超過一星期尚未緩解，或是肌肉一直感到紅腫、熱痛、使不上力的狀況就有可能是拉傷。

常見動作與原因：姿勢不正確、訓練過度均可能引起肌肉傷害

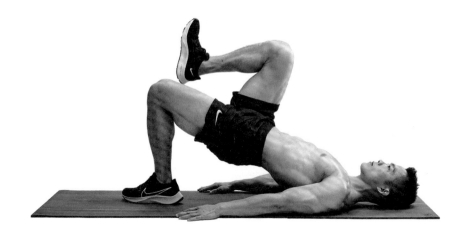

運動傷害的處理方式

運動傷害可分為急性與慢性，其中急性運動傷害多為單次引起的身體組織損傷（如扭傷、拉傷、脫臼、骨折等等），慢性運動傷害則是歷經多次微小傷害累積導致的結果，都要須經過完善的治療與復健，才能恢復運動習慣。

急性運動傷害

當身體受到外來或內在的傷害刺激，使得身體部位組織或器官受傷時，就是急性運動傷害，常見狀況包括碰撞、骨折、脫臼、扭傷或出血等等，因為症狀明顯，患者通常可以立即停止動作並盡快就醫，透過醫師診斷與醫療儀器檢查確認患部，例如：骨骼、肌肉、軟組織、肌腱或韌帶等，接著再針對患部進行治療。

慢性運動傷害

相較之下，慢性運動傷害是經過長時間累積的結果，例如：日常姿勢不正確、訓練姿勢錯誤、過多訓練量、身體過度疲勞，但患者通常不曉得起因為何、什麼時候開始受傷以及傷害幅度，尤其因為微小傷害往往不被人重視，直到症狀影響日常生活或運動表現才會發現，當感到不舒適時同樣需先就醫，透過醫師診斷、醫療儀器檢查與觀察

日常表現，以了解受傷程度並治療。

受傷後的恢復訓練

當運動傷害後的復建歷程，大致可分為三步驟，不要輕忽身體狀況，遵循醫囑接受治療，最重要的是別急著想開始重拾運動，要讓身體循序漸進恢復。

第一步：治療

首先，遵循醫師的叮囑，暫緩受傷部位的運動，並積極治療，依照嚴重性決定休息時間，輕微者可能二至四週不等，嚴重者可長達十二週或更久。

第二步：搭配復建

治療過程中可以透過復健科醫師或物理治療師的幫助，從中進行相關復健訓練，例如：按摩、關節活動法、電療、超音波療法、光療法、PRP血小板治療、葡萄糖治療等等，促進深層組織的血液循環，減少組織間沾黏、促進細胞生長、恢復關節活動力等等。

第三步：漸進式恢復運動訓練

當受傷部位復元之後，可以漸進式安排運動幫助肌力重建。安排原則為「低強度、短時間」，隨身體復原狀況慢慢增加。例如：原本是用十成力量運動，恢復期就從一～兩成力量開始，原本訓練時間是一小時，就從二十分鐘開始慢慢延長。

預防運動傷害的四大方向

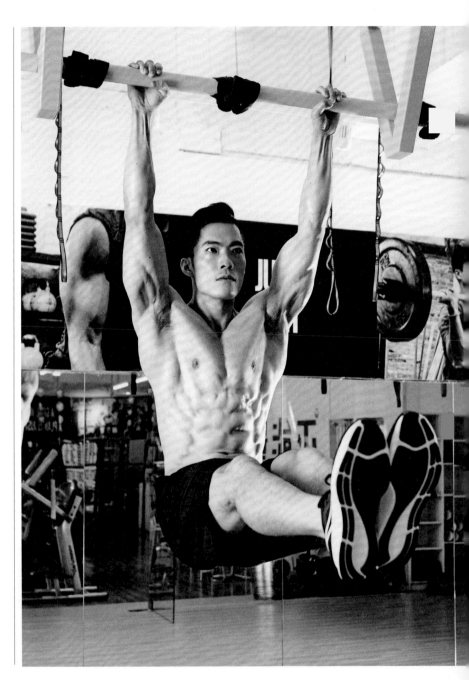

運動傷害發生的原因常見於暖身不足、姿勢不正確和訓練過度等原因，長期勉強身體進行不適合的訓練就很容易造成運動傷害，以下建議大家從四個方向來預防，健身朋友記得缺一不可，維持運動的日常，首先要有健康的身體才能做到喔。

準備：做足暖身

暖身是透過強度較低的活動幫助體溫上升，並為接下來的訓練做準備，可以增加肌肉血流量、提升神經傳導、促進關節活動度、增強心肺與身體柔軟度，以四十五至六十分鐘的訓練而言，暖身時間建議為十五分鐘，可以先利用滾筒活化肌肉，並做關節的活動度運動，接著再正式進入健身訓練。

假使暖身不足，運動效果容易不如預期，神經傳導速度也會變慢、軟組織延展性有限，更可能因為肌肉和關節活動度不佳增加運動傷害發生機率。

動作：正確姿勢

正確的運動姿勢是避免運動傷害的必要條件，初學者可以先從照鏡子練習開始，觀察自己的姿勢是否正確，假如姿勢不正確，會使身體長期加壓在不正確的組織上，並且容易因代償作用導致運動傷害，也會因為長期採取錯誤姿勢，無法訓練到目標肌群。

分量：適度訓練

通常初學者常因為想要快速達到目標，因此過度加強訓練，然而身體需要循序漸進，所以進行健身訓練時，建議給自己可以負荷的訓練菜單，不要過度訓練。假使沒有及時停止，身體也沒有多餘的力氣能繼續完成訓練，也會有可能發生代償現象、姿勢變得不標準，以致於其他韌帶或關節承受過多壓力。

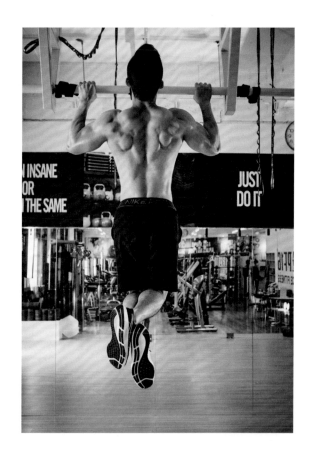

地點：安全環境

進行健身訓練時需在安全環境下進行，包括平整地面、手腳可以自由伸展的空間，若是在凹凸不平、傾斜的地面上進行健身，不僅容易跌倒、扭傷，做徒手運動時也容易施力不正確，無法正確訓練。

此外，運動時可準備瑜珈墊、運動鞋、毛巾，瑜珈墊可以減緩地面傳來的衝擊力，運動鞋可以包覆足部，提供保護與增強運動穩定度。

小心！這兩種運動傷害，也要特別注意

代償現象

　　前文提到的「代償現象」，可以用「借力使力」來形容，指的是當進行某動作時沒有使用正確肌群，反而使用其他肌群完成動作，常見於姿勢不正確或訓練超過負荷，造成肌肉不平衡，例如：伏地挺身原本要練胸大肌，但因為聳肩壓迫到肩關節，導致肩關節受損。

　　避免代償現象的方式便是將強度拉回最初階、重量改為最輕，從最初級的層級開始練習，當姿勢標準時再慢慢增加強度。

努責現象

　　努責現象是呼吸不正確的現象，常發生於身體過度用力、呼吸不配合、憋氣，以至身體血流不足造成腦部缺氧，出現頭暈、暈眩、耳鳴等情形，發生努責現象時應立即暫停動作並躺下、將腿抬高休息，腿部抬高可以幫助血液回流至腦部緩解缺氧狀況，通常五至十分鐘即可慢慢恢復正常，若未緩解應盡快就醫。

　　防止努責現象最基本的原則，就是運動時要保持呼吸，同時掌握呼吸訣竅，當肌肉拉長時吸氣、肌肉收縮時吐氣，若運動時跟不上呼吸速度，應該先調節呼吸再進行運動。

好生活 023

明星教練的超有感徒手健身計畫

160個訓練動作、30組高效燃脂HIIIT，
從褲子變鬆、線條緊實開始，感覺驚人的體態變化！

作者：浩克爸爸Hulk（陳弘璟）
攝影：studio9396江俊泰
梳化：謝宏展整體造型工作室
美術設計：比比司設計工作室
責任編輯：賴秉薇
印務：江域平、黃禮賢、李孟儒、林文義

總編輯：林麗文
副總編輯：梁淑玲、黃佳燕
主編：高佩琳、賴秉薇、蕭歆儀
行銷企劃：林彥伶、朱妍靜

社長：郭重興
發行人兼出版總監：曾大福
出版：幸福文化／遠足文化事業股份有限公司
地址：231新北市新店區民權路108-1號8樓
粉絲團：https://www.facebook.com/happinessbookrep/
電話：（02）2218-1417　傳真：（02）2218-8057

發行：遠足文化事業股份有限公司
地址：231新北市新店區民權路108-2號9樓
電話：（02）2218-1417　傳真：（02）2218-1142
電郵：service@bookrep.com.tw
郵撥帳號：19504465
客服電話：0800-221-029
網址：www.bookrep.com.tw

法律顧問：華洋法律事務所 蘇文生律師
印刷：凱林彩印股份有限公司
電話：（02）2974-5797

初版一刷：2022年6月
定價：580元

Printed in Taiwan
著作權所有　侵犯必究

國家圖書館出版品預行編目資料

明星教練的超有感徒手健身計畫：160個訓練動
作、30組高效燃脂HIIIT，從褲子變鬆、線條緊實
開始，感覺驚人的體態變化！/浩克爸爸Hulk（陳
弘璟）著. -- 初版. -- 新北市：幸福文化出版社出
版：遠足文化事業股份有限公司發行, 2022.06
　面；　公分
ISBN 978-626-7046-76-0（平裝）

1.CST：健身運動　　2.CST：運動訓練
411.711　　　　　　　　　　　111005683

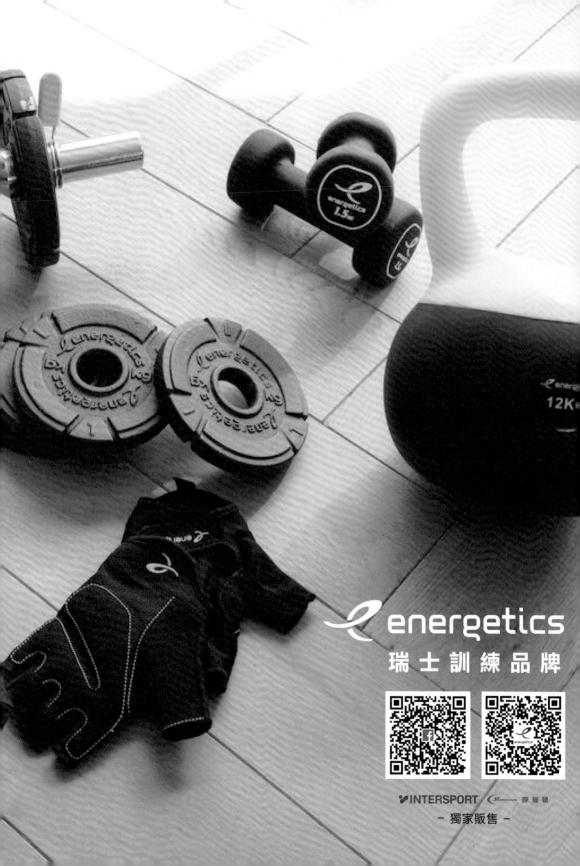

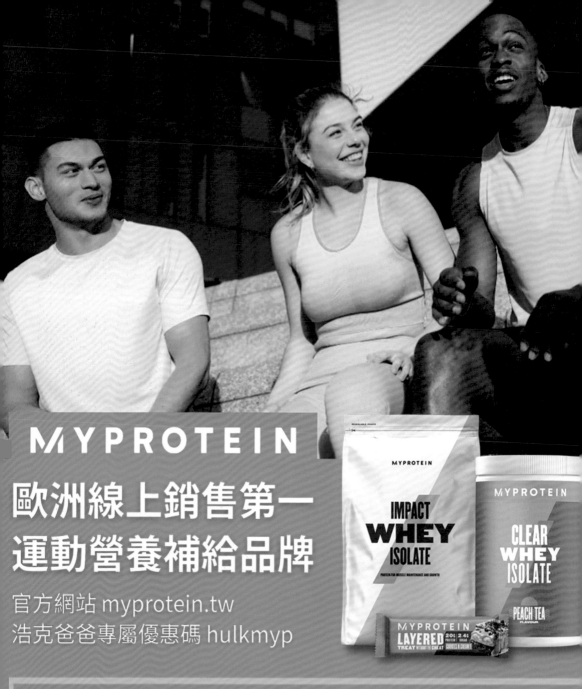

MYPROTEIN

歐洲線上銷售第一
運動營養補給品牌

官方網站 myprotein.tw
浩克爸爸專屬優惠碼 hulkmyp

MYPROTEIN 是來自英國的運動營養品牌，以生產高品質的高蛋白乳清及高蛋白零食甜點聞名，品牌知名度在台灣穩定成長中。品牌愛用者包含健身網紅蓋伊、Ashlee；營養師 Ricky；藝人王家梁、李千那等；純素分享網紅 Michelle、Patty。

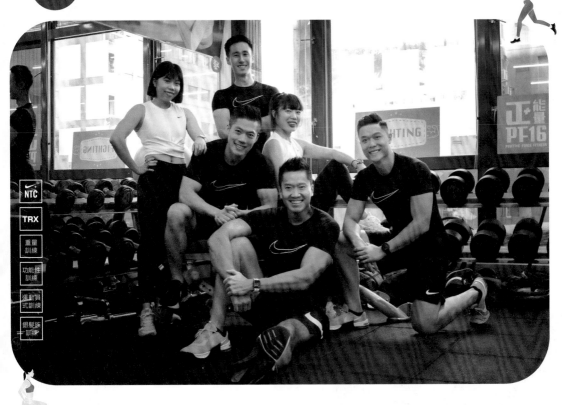

NTC
TRX
重量訓練
功能性訓練
運動員式訓練
銀髮族訓練

運動給你——

正能量

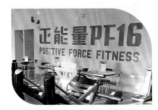

FOLLOW US

Instagram
pf16fitness

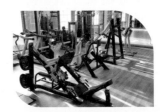

Line
@pf16fitness

年度
最暢銷

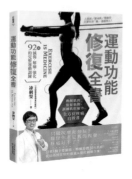

運動功能修復全書

喚醒肌肉、放鬆筋膜、訓練肌收縮力,全方位疼痛自救書!
92 組減傷 ‧ 解痛 ‧ 強化的完整運動訓練

涂俐雯/著　定價 450 元

只做按摩和伸展?難怪你老是舊傷復發、疼痛好不了!
沿著8個主要關節,喚醒身體10大肌群,從局部到全身,
現代人必備的保養&強化圖解大全集!

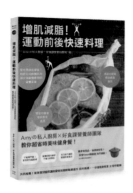

增肌減脂!運動前後快速料理

Amy 的私人廚房 X 好食課營養師團隊
教你超省時美味健身餐!

Amy 的私人廚房,好食課營養師團隊/著　定價 480 元

寫給下班後、週末運動的忙碌族群,迷人身材從自己下廚
開始養成!Amy老師為時間有限的運動者設計,好買好煮
好吃的即食常備料理。好食課營養師團隊教你『運動料理
自由配』,增肌減脂減醣低碳全滿足!

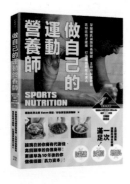

做自己的運動營養師

掌握增肌減脂營養關鍵 x 主廚特製運動餐,
吃好吃飽才能瘦,打造理想體態不求人

張詣 Eason,好食課營養師團隊/著　定價 420 元

運動吃貨主廚&網路人氣營養師團隊 教你吃更瘦、動更
瘦!做好運動營養管理,減醣×減脂×增肌讓你代謝佳、
穿什麼都好看。更提早為10年後的你儲備穩固「肌力資
本」,抗老化超前部署!

23141

新北市新店區民權路 108-3 號 8 樓

遠足文化事業股份有限公司　收

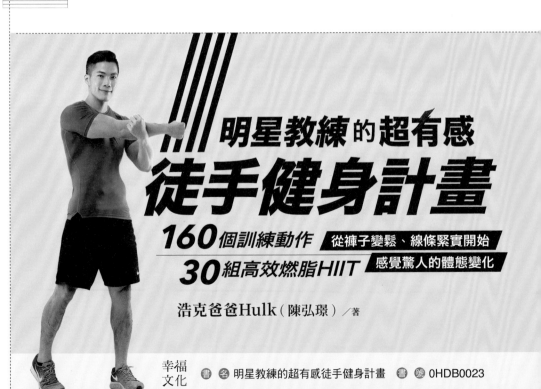

明星教練的超有感
徒手健身計畫

160個訓練動作　從褲子變鬆、線條緊實開始
30組高效燃脂HIIT　感覺驚人的體態變化

浩克爸爸Hulk（陳弘璟）／著

幸福
文化　　書 名 明星教練的超有感徒手健身計畫　　書 號 0HDB0023

讀者回函卡

感謝您購買本公司出版的書籍，您的建議就是幸福文化前進的原動力。請撥冗填寫此卡，我們將不定期提供您最新的出版訊息與優惠活動。您的支持與鼓勵，將使我們更加努力製作出更好的作品。

讀者資料

●姓名：＿＿＿＿＿＿＿＿　●性別：□男　□女 ●出生年月日：民國＿＿年＿＿月＿＿日

●E-mail：＿＿＿＿＿＿＿＿＿＿＿＿＿＿＿＿＿＿＿＿＿＿＿＿＿

●地址：□□□□□＿＿＿＿＿＿＿＿＿＿＿＿＿＿＿＿＿＿＿＿＿

●電話：＿＿＿＿＿＿＿　手機：＿＿＿＿＿＿＿＿　傳真：＿＿＿＿＿＿＿＿＿

●職業：　□學生　　　　□生產、製造　　□金融、商業　　□傳播、廣告
　　　　　□軍人、公務　□教育、文化　　□旅遊、運輸　　□醫療、保健
　　　　　□仲介、服務　□自由、家管　　□其他

購書資料

1.您如何購買本書？□一般書店（　　縣市　　　書店）
　　　　　　　　　□網路書店（　　　書店）　□量販店　□郵購　□其他
2.您從何處知道本書？□一般書店 □網路書店（　　　書店）　□量販店　□報紙□
　　　　　　　　　廣播　□電視　□朋友推薦　□其他
3.您購買本書的原因？□喜歡作者　□對內容感興趣　□工作需要　□其他
4.您對本書的評價：（請填代號 1.非常滿意 2.滿意 3.尚可 4.待改進）
　　　　　　　　　□定價　□內容　□版面編排　□印刷　□整體評價
5.您的閱讀習慣：□生活風格　□休閒旅遊　□健康醫療　□美容造型　□兩性
　　　　　　　　□文史哲　□藝術　□百科　□圖鑑　□其他
6.您是否願意加入幸福文化Facebook：□是　□否
7.您最喜歡作者在本書中的哪一個單元：＿＿＿＿＿＿＿＿＿＿＿＿＿＿＿＿

8.您對本書或本公司的建議：＿＿＿＿＿＿＿＿＿＿＿＿＿＿＿＿＿＿＿＿

＿＿＿＿＿＿＿＿＿＿＿＿＿＿＿＿＿＿＿＿＿＿＿＿＿＿＿＿＿＿＿＿＿

＿＿＿＿＿＿＿＿＿＿＿＿＿＿＿＿＿＿＿＿＿＿＿＿＿＿＿＿＿＿＿＿＿

＿＿＿＿＿＿＿＿＿＿＿＿＿＿＿＿＿＿＿＿＿＿＿＿＿＿＿＿＿＿＿＿＿

＿＿＿＿＿＿＿＿＿＿＿＿＿＿＿＿＿＿＿＿＿＿＿＿＿＿＿＿＿＿＿＿＿

＿＿＿＿＿＿＿＿＿＿＿＿＿＿＿＿＿＿＿＿＿＿＿＿＿＿＿＿＿＿＿＿＿